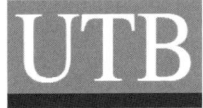

UTB 3006

Eine Arbeitsgemeinschaft der Verlage

Böhlau Verlag · Köln · Weimar · Wien
Verlag Barbara Budrich · Opladen · Farmington Hills
facultas.wuv · Wien
Wilhelm Fink · München
A. Francke Verlag · Tübingen und Basel
Haupt Verlag · Bern · Stuttgart · Wien
Julius Klinkhardt Verlagsbuchhandlung · Bad Heilbrunn
Lucius & Lucius Verlagsgesellschaft · Stuttgart
Mohr Siebeck · Tübingen
C. F. Müller Verlag · Heidelberg
Orell Füssli Verlag · Zürich
Verlag Recht und Wirtschaft · Frankfurt am Main
Ernst Reinhardt Verlag · München · Basel
Ferdinand Schöningh · Paderborn · München · Wien · Zürich
Eugen Ulmer Verlag · Stuttgart
UVK Verlagsgesellschaft · Konstanz
Vandenhoeck & Ruprecht · Göttingen
vdf Hochschulverlag AG an der ETH Zürich

Katharina Woellert, Heinz-Peter Schmiedebach

Sterbehilfe

Ernst Reinhardt Verlag München Basel

Katharina Woellert M. A., wiss. Mitarbeiterin, und Prof. Dr. *Heinz-Peter Schmiedebach*, Direktor, beide am Institut für Geschichte und Ethik der Medizin, Hamburg

Lektorat / Redaktion im Auftrag des Ernst Reinhardt Verlags: Vera Rahner, Freiburg / Br.

Bibliografische Information der Deutschen Nationalbibliothek

Die Deutsche Nationalbibliothek verzeichnet diese Publikation in der Deutschen Nationalbibliografie; detaillierte bibliografische Daten sind im Internet über <http://dnb.d-nb.de> abrufbar.

UTB-ISBN 978-3-8252-3006-7
ISBN 978-3-497-01968-7

Reihenkonzept und Umschlagentwurf: Alexandra Brand
Umschlagumsetzung: Atelier Reichert, Stuttgart
Satz: Arnold & Domnick, Verlagsproduktion, Leipzig
Druck: Friedrich Pustet, Regensburg
Printed in Germany
ISBN 978-3-8252-3006-7 (UTB-Bestellnummer)

Ernst Reinhardt Verlag, Kemnatenstr. 46, D-80639 München
Net: www.reinhardt-verlag.de E-Mail: info@reinhardt-verlag.de

Inhalt

Danksagung

Für die Hilfe bei der Überarbeitung des Manuskriptes danken wir Nicolas von Allwörden und Donia Oroumchi, für den juristischen Sachverstand Dr. Kai Woellert und Merve-Maria Woellert.

Einführung

Sterben und Tod sind Themen, denen die meisten Menschen mit Ambivalenz begegnen. Einerseits meidet man das Thema. Vielen fällt es schwer, die Endlichkeit des Lebens zu begreifen. Oft wird zudem befürchtet, dass das Sterben mit großer Qual verbunden sein könnte. Auch die Vorstellung, den Verlust einer nahe stehenden Person zu erleiden, bereitet den meisten Unbehagen. Sterben und Tod sind deswegen oftmals unansprechbare Themen. Andererseits wird in Deutschland derzeit in Medien und Politik intensiv über das Sterben debattiert, und zwar im Zusammenhang mit einer selbstbestimmten Gestaltung des Sterbeprozesses und der dabei erforderlichen Unterstützung durch Ärzte, Pflegende und Angehörige: Man diskutiert über die Gültigkeit eines im Vorhinein verfügten Behandlungswillens, über die Rechtmäßigkeit des Behandlungsabbruchs angesichts schwerer Erkrankung und darüber, ob die Tötung von sterbenskranken Menschen auf deren Willen hin nicht ein ethisches Erfordernis sei. Die Auseinandersetzung um Tod und Sterben wird also paradoxerweise gleichzeitig gemieden wie auch geführt.

Die Gründe für dieses eigenartige Phänomen sind vielgestaltig. Sie liegen teilweise in der seit gut zweihundert Jahren voranschreitenden Säkularisierung und dem Verbreiten naturwissenschaftlicher Erkenntnisse, die den christlichen Glauben an das Jenseits brüchig gemacht haben. Damit kann die Vorstellung von einem Leben nach dem Tod, was im Zusammenhang von Tod und Sterben auch Trost und Angstfreiheit bedeuten kann, nicht mehr unhinterfragt aufrechterhalten werden. Doch dies allein erklärt nicht die spezifische Befindlichkeit unserer Tage.

Jüngeren Datums sind dagegen Neuerungen innerhalb der Medizin, wie die in der zweiten Hälfte des 20. Jahrhunderts entwickelte künstliche Beatmung, die Herz-Lungen-Maschine und andere für eine Intensivmedizin typische Errungenschaften (Schellong 1990). Diese technischen und medizinischen Veränderungen verwischten die Grenzen zwischen Tod und Leben und führten dazu, dass Menschen in Situationen am Leben erhalten werden können, die vorher unweigerlich zum Tode geführt hätten. Allerdings werden dabei mitunter Zustände erreicht, in denen bestimmte Eigenschaften, die wir unweigerlich mit dem Leben verbinden, nicht mehr oder nur in sehr rudimentärer Form gegeben sind. Die Medizintechnik verlängert einerseits also Leben, provoziert aber auf der anderen Seite Überlegungen, ob „ein solches Leben noch lebenswert sei" – und schafft so eine neue Konfliktsituation.

Die letzte Lebensphase wird seither anders betrachtet. Aus ethischer Perspektive stellt sich eine neue Problemlage: Es scheint so, als erzeuge die Intensivmedizin in manchen Fällen am Lebensende, anstatt zu helfen, eher weiteres Leid, was eigentlich mit medizinethischen und anderen moralischen Grundsätzen nicht vereinbar ist. Heute muss oftmals entschieden werden, ob und wann eine medizinische Maßnahme nicht mehr durchgeführt wird. Aber daraus ergibt sich eine Reihe neuer Fragen:

- Wer soll dies entscheiden?
- Welche Kriterien sollen bei einer solchen Entscheidung angewandt werden?
- Wer kann beurteilen, was Lebensqualität im ganz konkreten Fall für die betreffende Person bedeutet?
- Wer von den möglicherweise in die Entscheidungsfindung einbezogenen Personen bringt welche eigenen, mitunter moralisch umstrittenen, Interessen in diese Findungsversuche mit ein?
- Welche sonstigen Gemeinschaftsinteressen, wie z. B. eine kostenintensive Behandlung am Lebensende eines 80-jährigen Patienten, werden hier aktuell?
- Ist eine solche Behandlung zu rechtfertigen, wenn dadurch Ressourcen, die sonst jemanden mit größeren Heilungschancen zur Verfügung stünden, gebunden werden?

Diese und andere Fragen werden derzeitig in der Debatte über Rechtmäßigkeit und Stellenwert von Sterbehilfe und Patientenverfügungen thematisiert. Die Notwendigkeit dieser Debatte wird häufig auf die heutige, pluralistische Wertegesellschaft zurückgeführt (Neitzke / Frewer 2005), in der der Orientierungsrahmen für das sittlich Gute sehr weit gefasst ist. Für Entscheidungen über richtiges oder falsches Handeln angesichts Sterben und Tod gibt es scheinbar keine allgemein verbindlichen und eindeutigen Kriterien mehr. Gleichzeitig gewann aber in den letzten dreißig Jahren die Wertschätzung der individuellen Autonomie zunehmend an Bedeutung, während die paternalistische ärztliche Fürsorge ihre Berechtigung weitestgehend einbüßte. Parallel zum Bedeutungsverlust der traditionellen – und vor allem christlich geprägten – Werte wurde das Kriterium der Selbstbestimmheit somit zu einem wesentlichen Orientierungspunkt und zu einer wichtigen Entscheidungshilfe.

Aber auch das Bewusstsein für ethisch komplexe und konfliktträchtige Situationen in der medizinischen und pflegerischen Versorgung nahm sowohl auf Seiten der Patienten wie auch auf Seiten von Ärzten und Pflegenden zu. Die Veränderungen im Gesundheitswesen, die Umstrukturierungen in den Krankenhäusern verbunden mit neuen Aufgaben und Arbeitsintensivierungen und damit die Konfrontation mit bislang vernachlässigten Fragen werden von vielen Beschäftigten als Belastungen empfunden, mit erheblichen körperlichen und seelischen Folgen – bis hin zum Burnout. Ähnliches gilt für Angehörige sowie für ehrenamtliche Sterbe- und Trauerbegleiter. Vor diesem Hintergrund lassen sich zwei neue Entwicklungen im Bereich der medizinischen Berufe erklären: das wachsende Bedürfnis nach professioneller Entscheidungshilfe in medizinisch-klinischen Konfliktsituationen und die vor allem von Ärzten empfundene Rechtsunsicherheit in den angesprochenen Situationen, die u. a. Ursache für die Forderungen nach einer gesetzlichen Regelung der Sterbhilfe ist.

Ebenfalls neu ist, dass Medizin- und Pflegeethik zunehmend Gegenstand von Studium und Ausbildung im Bereich der medizinischen Berufe werden. Der gewachsene Stellenwert der Ethik kommt dadurch zum Ausdruck, doch befindet sich diese Entwicklung meistenteils erst am Anfang.

Mit der Vermittlung von ethischen Inhalten möchte man die Kompetenz im Umgang mit den aufgeworfenen Fragen erhöhen. Was aber ist Ethik, was kann sie leisten? Der Begriff Ethik stammt von dem griechischen Wort „ethos" ab, welches Gewohnheit, Sitte oder Brauch bedeutet. Darin ähnelt es dem von dem lateinischen Ausdruck „mos" abgeleiteten Wort *Moral*. Beide – Ethos und Moral – beziehen sich also auf die in einer Gesellschaft als richtig anerkannten Regeln, Normen und Werte. Beide Begriffe werden deshalb auch oft synonym gebraucht. *Ethik* aber ist mehr. Sie setzt sich kritisch mit der Herleitung und Legitimation sittlicher Leitsätze auseinander, sie versucht, Lösungen aufzuzeigen, wenn zwei als gut anerkannte Prinzipien in einen Widerspruch geraten. Es handelt sich dabei um eine ureigene philosophische oder auch wissenschaftliche Herangehensweise. Im Gegensatz dazu weicht das Adjektiv *ethisch* von dieser Unterscheidung im allgemeinen Sprachgebrauch ab und bezeichnet das, was gemeinhin als gut und sittlich gilt.

Sittlichkeit wiederum ist ein anderer Ausdruck für das moralisch Richtige.

Die grundsätzliche Frage, wie Sittlichkeit zu begründen ist, lässt sich auf zweierlei Weise beantworten. Man kann von Werten ausgehen, die, ähnlich den Naturgesetzen, der Welt innewohnen und für alle Menschen und Lebewesen absolute Gültigkeit haben; im religiösen Sinne kann man diese als gottgegeben auffassen. Oder man begreift sie als Ergebnis einer mehr oder weniger bewussten Übereinkunft innerhalb einer Gesellschaft. Wir gehen davon aus, dass die Vorstellungen vom sittlich richtigen Handeln z.B. im Zusammenhang mit Sterben und Tod Ergebnis einer gesellschaftlichen Auseinandersetzung um Werte sind.

Darüber hinaus ist zu fragen, woran sich das Urteil über moralisch richtig der falsch orientiert. So kann man z.B. die Folgen einer Handlung (*teleologischer Ansatz*) oder die ihr zu Grunde liegenden Moralprinzipien (*deontologischer Ansatz*) als Anhaltspunkte für die Beurteilung einer Tat bemühen. Das kann im konkreten Fall einen großen Unterschied ausmachen. Bei Anerkennung von Würde und Selbstbestimmung als hohe moralische Güter ließe sich im teleologischen Sinne abwägen, ob die Tötung eines schwerst kranken Menschen auf dessen ausdrücklichen Wunsch hin das Ziel erreicht, seine Würde und Selbstbestimmung zu wahren; wenn ja, wäre die Tötung dieses Menschen entsprechend zu rechtfertigen. – Aus deontologischer Perspektive kann sich dieser Fall ganz anders darstellen. Ein weithin anerkannter Grundsatz, der ganz besonders für die Personen, die in der Versorgung von Kranken beschäftigten sind, Gültigkeit hat, lautet: „Du sollst nicht töten." Im deontologischen Sinne ist damit eine Tötung nicht zu rechtfertigen. Es ist also möglich, dass zwei anerkannte sittliche Prinzipien in einen Widerspruch geraten und die Beurteilung einer Handlung, je nach Auswahl des Prinzips, sehr unterschiedlich ausfällt.

Das vorliegende Buch bietet eine erste Orientierungshilfe zum großen Themenkomplex der ethischen und rechtlichen Aspekte der Sterbebegleitung und Sterbehilfe. Die mittlerweile kaum mehr überschaubare Fülle an Literatur zu diesem Thema richtet sich teils an Laien und teils an medizinische bzw. ethische Fachleute. Sie behandelt sowohl einzelne Aspekte als auch den gesamten Komplex Sterbehilfe. Im Unterschied zu diesen Publikationen informiert die vorliegende Schrift überblicksartig über Fakten und skizziert die verschiedenen in der aktuellen Diskussion geäußerten Positionen.

In der Darstellung gehen wir folgendermaßen vor: Einleitend werden wir den Stellenwert von Sterben und Tod in der heutigen Gesellschaft thematisieren (Kapitel 1). Im Anschluss geht es um die Definitionen und Erörterung der wichtigsten Begriffe zum Thema sowie um Vorschläge zu einer alternativen Terminologie (Kapitel 2). Es folgt ein Überblick über die Rechtslage zur Sterbehilfe – in Deutschland sowie im europäischen Ausland (Kapitel 3). Sodann thematisieren wir die Bedeutung von Würde und Selbstbestimmung, derjenigen Werte also, denen im Kontext von Sterbesituationen eine herausragende Bedeutung zukommt (Kapitel 4). Im Anschluss stellen wir verschiedene Instrumente vor, die die Patientenautonomie in der ärztlichen und pflegerischen Praxis sichern sollen (Kapitel 5). Das nächste Kapitel erörtert den Zusammenhang zwischen öffentlicher Debatte und individueller Betroffenheit im Bereich Sterbehilfe. Hier werden wir zudem Instrumente vorstellen, die dabei helfen sollen, mögliche Konflikte im Entscheidungsprozess zu regeln (Kapitel 6). Abschließend gehen wir auf Palliativmedizin und Hospize ein, die zu einem Sterben in Würde beitragen sollen (Kapitel 7).

Wir richten uns an einen breiten Leserkreis: an Studierende unterschiedlicher Fachrichtungen, an Auszubildende der verschiedenen Pflegeberufe, an Ärzte und Pflegende, an die Ehrenamtlichen in der Palliativversorgung und Sterbebegleitung sowie an allgemein am Thema Interessierte. Vor allem aber soll diese Einführung Betroffene und deren Angehörige erreichen.

Mit dem Ziel einer besseren Verständlichkeit verwenden wir im Folgenden nur die männliche Form als verallgemeinernden Oberbegriff.

Literatur

Pöltner 2002

Sterben und Tod – grundsätzliche und historische Aspekte

1

Will man die ethische und rechtliche Beurteilung von Sterbehilfe erörtern, sind zunächst einige grundsätzliche Überlegungen notwendig. Was verstehen wir unter Tod und Sterben? Der Tod ist der Zustand eines Organismus nach Beendigung des Lebens. Aber wann genau ist das Leben beendet, und wie lässt sich das feststellen? Für den Eintritt des Todes gibt es kein eindeutiges Kriterium. Allerdings können auch Laien nach einer gewissen Zeitspanne zweifelsfrei erkennen, dass ein Mensch tot ist. Gegenwärtig existieren in verschiedenen gesellschaftlichen und professionellen Bereichen verschiedene Definitionen zum Tod.

In der Medizin wird der Tod allgemein als irreversibler Funktionsverlust des Atmungs-, Kreislauf- und Zentralnervensystems beschrieben: Der klinische Tod bedeutet den völligen Kreislaufstillstand, verbunden mit einem Ausfall der Großhirnrindenaktivität, die bei rechtzeitiger Reanimation aber reversibel ist. Ohne Wiederbelebungsversuche kommt es sodann zum Hirntod, welcher den irreversiblen Ausfall sämtlicher Hirnfunktionen bezeichnet. Schließlich spricht man vom biologischen Tod, womit das Aufhören aller Organ- und Zellfunktionen gekennzeichnet ist. Je nach Grad des Funktionsausfalls und der Organbezogenheit gibt es also allein in der Medizin schon verschiedene Begriffe des Todes..

In alltäglichen Zusammenhängen wird der Todesbegriff noch mit ganz anderen Inhalten gefüllt; es kommt zu einer zeitlichen Entkoppelung von physischem und sozialem Tod (Roelcke 2001). Letzterer bezeichnet beispielsweise die Stellung, die ein Mensch als beruflicher oder gesellschaftlicher Funktionsträger, als Familienvater oder als Partner angesichts seines bevorstehenden Todes von seiner Umwelt zugeschrieben bekommt. In übertragener Bedeutung gilt als sozialer Tod auch, wenn ein Mensch aufgrund von Alter, Krankheit oder unrühmlichen Verhaltens seine soziale Stellung einbüßt. In dieser Entkopplung spiegeln sich soziokulturelle Verarbeitungsprozesse wider, im Zuge derer die Lücke, die ein physische Tod oder eine veränderte gesellschaftliche Position bedeuten, gefüllt wird.

Auch Sterben ist nicht so eindeutig zu erfassen, wie es auf den ersten Blick erscheint. Sterben ist ein Prozess, dessen Anfang und Ende medizinisch nicht eindeutig zu bestimmen sind. Deswegen ist es nicht in einem klar umgrenzten Zeitraum zu verorten. Niemand kann mit absoluter Sicherheit sagen, wann bei einer lebensbedrohenden Krankheit der Tod eintritt. Und auch die scheinbar so konkrete Definition des Hirntodes stimmt nicht mit der allgemeinen Wahrnehmung des Sterbens überein (Holthaus 2000). Das Prozesshafte des Sterbens wird besonders an den umgangssprachlichen Bezeichnungen dafür deutlich: Wir sprechen vom „Heimkehren zu Gott" und davon, dass jemand „von uns geht" (Fuchs 1969). Sterben bedeutet also Bewegung und Veränderung.

> ### Kernaussage
>
> **Tod und Sterben lassen eine allgemein akzeptierte definitorische Eindeutigkeit vermissen. Die Interpretation beider Begriffe geschieht immer aus dem jeweiligen Kontext heraus. Das medizinische Verständnis kann sich somit deutlich vom soziokulturellen unterscheiden.**

Weder der Beginn des Sterbens noch der genaue Eintritt des Todes lassen sich also eindeutig bestimmen. Diese Unbestimmtheit steht z. B. im Gegensatz zur gängigen Rechtslage, die vorsieht, dass Sterbehilfe nur dann zur Anwendung gelangen dürfe, wenn der Sterbeprozess unmittelbar bevorsteht oder bereits eingesetzt hat, als ob also bestimmt werden könnte, wann genau das Sterben beginnt (siehe Kapitel 2).

Durch die Fortschritte der Medizin in der zweiten Hälfte des 20. Jahrhunderts wird diese Diskrepanz noch verschärft. Mittels Reanimation und Intensivmedizin kann der Zeitpunkt des Eintritts des Todes sehr viel länger herausgezögert werden. So stellt sich heute oftmals die Frage, ob es nicht richtig sei, je nach Einzelfall den Tod zuzulassen, indem auf bestimmte medizinische Maßnahmen verzichtet wird.

Das Sterben wird heute in hohem Maße medizinisch überwacht. Orte des Sterbens sind in Deutschland gegenwärtig mit etwa 90 % vor allem Krankenhäuser sowie Alten- und Pflegeheime; die häufigsten Todesursachen sind Herz-Kreislauf-Erkrankungen und Krebsleiden (Nationaler Ethikrat 2006). Sterben findet also in erster Linie in Institutionen statt, die ihren eigenen Strukturen und Interessen entsprechend mit dem Sterben umgehen, und nicht mehr zu Hause im Kreis von Angehörigen und Freunden. Das hat zur Folge, dass viele Menschen mit Hinblick auf ihr Lebensende besonders die Fremdbestimmtheit und damit verbunden soziale Isolation fürchten.

Diese Gegebenheiten haben auch zu einer Veränderung der überlieferten Sterbe- und Trauerkultur beigetragen. Für privates Miteinander, den eigenen Lebensrhythmus, für Abschiedszeremonien und Aufbahrungskultur bleibt in der institutionellen Umgebung häufig nur wenig Raum (Oduncu 2007). Begräbnisrituale, Sterbeanzeigen, Bestattungsformen, „Leichenschmaus", Kondolenzbekundungen u. Ä. folgen zwar nach wie vor traditionellen Vorbildern, an denen man sich gleichwohl in unserer westlichen Kultur nicht mehr verbindlich orientieren muss; Wertepluralismus und Säkularisierung bieten einerseits eine Fülle neuer Handlungsoptionen, lösen andererseits aber den zuvor sehr viel enger gefassten Orientierungsrahmen, bestimmt von traditionellen kulturellen und sittlichen Mustern, auf.

Zu den Vorstellungen von Sterben und Tod hat uns die Geschichte viele Zeugnisse überliefert. Die Idee des „guten Todes" („eu" = gut, „thanatos" = Tod – Euthanasie) bezeichnete in der griechischen und römischen Antike einen würdevollen, schmerzfreien und ehrenhaften Tod nach einem vollendeten Leben. Anders als in der Antike war im christlichen Mittelalter der „gute Tod" vor allem von dem Wunsch nach einem auf das Jenseits vorbereitenden Sterben bestimmt: Das Leben war so zu gestalten, dass es nach Eintritt des Todes der Aufnahme in das christliche Himmelreich diente. Diese „Lebenskunst" (Ars Vivendi) wurde durch Anweisungen darüber ergänzt, wie das Sterben richtig zu durchleiden und zu begleiten sei (Ars Moriendi). Der Tod war damit immerwährend präsenter Bestandteil des Lebens; Schmerz und Leid galten als gottgewollte Prüfungen (Benzenhöfer 1999; Frewer 2002; Oduncu 2007).

Kernaussage

Der Begriff Euthanasie bedeutet ursprünglich „guter Tod".

Heutzutage gibt es v. a. vielfach Wünsche und Vorstellungen zur Gestaltung des Sterbens, allen voran den Wunsch nach einem schmerzfreien und würdevollen Tod, der nicht durch das intensivmedizinische Instrumentarium bestimmt ist. Auch Palliativmedizin, die Schmerz und Leid zu lindern sucht, Hospize und integrierte Sterbebegleitung sind gewissermaßen moderne Formen einer Sterbekultur. Beistand im Sterben leisten auch die so genannten Sterbeammen. Wo die Trauerbegleitung zuvor Angehörigen und Seelsorgern vorbehalten war, schafft die Gemengelage von Individualismus, Autonomiebedürfnis, Wertevielfalt und Verlust traditioneller Normen Raum für neue professionelle und ehrenamtliche Betreuungsangebote im Sterbe-, Abschieds- und Trauerprozess.

Kernaussage

Der lateinische Ausdruck „ars moriendi" bedeutet „die Kunst zu sterben". Er stammt aus dem christlichen Mittelalter und beschrieb jenes Verhalten, welches zu einem gelingenden, „guten Tod" beitragen sollte. Heute finden sich andere Beispiele für eine bewusste, fürsorgliche und an den individuellen Bedürfnissen des Betroffenen ausgerichtete Sterbekultur.

Seit jeher war der Arzt über seinen Heilauftrag hinaus mit dem sterbenden Patienten und mit dem tödlichen Ausgang einer Krankheit konfrontiert. Eine sehr einschneidende Veränderung im Umgang mit Sterbenden trat mit dem Übergang von der griechisch-römischen Antike zum christlichen Mittelalter ein. Der antike Arzt war im Bewusstsein der Grenzen seiner Heilkunst nicht verpflichtet, einem Sterbenden beizustehen; er konnte sich sogar von diesem zurückziehen. Im Mittelalter hingegen, als die christliche Pflicht zur Barmherzigkeit (misericordia) und Nächstenliebe (caritas) auch das ärztliche Verhalten bestimmte, kam dem Arzt die Aufgabe zu, sich dem Sterbenden zuzuwenden, ihn zumindest zu trösten oder gar die heiligen Sakramente zu spenden (Frewer 2002).

Bis ins 19. Jahrhundert hinein begründeten vorrangig religiöse Überzeugungen und kulturelle Muster die moralischen Leitlinien für das ärztliche Handeln. Noch 1834 wird in einem medizinischen Wörterbuch bei der Erörterung des Begriffs Euthanasie festgehalten, dass der Arzt unter keinen Umständen das Leben verkürzen dürfe, ja dass sogar lindernde Medikamente abzusetzen seien, wenn sie zu einer Lebensverkürzung beitragen würden (Schmiedebach 1998).

Mit dem Erstarken der naturwissenschaftlichen und säkularen Perspektive innerhalb der Medizin änderte sich jedoch auch der ärztliche Umgang mit Sterbenden; Trost und Barmherzigkeit waren schwer mit einem naturwissenschaftlichen ärztlichen Selbstverständnis zu vereinbaren. Ab Mitte des 19. Jahrhunderts sah man überdies das handlungsleitende Wohl zunehmend nicht nur beim Individuum, sondern auch bei der Gemeinschaft; Sterben und Tod eines Menschen wurden nun auch hinsichtlich möglicher Auswirkungen für die Gemeinschaft betrachtet. Der Wert eines Menschen, wie immer auch er bestimmt wird, bestimmte mehr und mehr das Denken auch in Biologie und Medizin – die Idee vom „Ausmerzen Schwacher" zum Wohle aller wurde damals erstmals deutlich formuliert (Frewer 2002).

In Deutschland gewannen die Vorstellungen zur Vernichtung so genannten lebensunwerten Lebens nach dem verlorenen Ersten Weltkrieg in der Schrift des Juristen Karl Binding und des Psychiaters Alfred Hoche aus dem Jahr 1920 eine konkrete Gestalt. Geprägt von der Krisenhaftigkeit der Nachkriegsjahre erörterten sie unter rechtlichen und medizinischen Aspekten die Freigabe der Tötung „Minderwertiger" als einen Akt der Vernunft. Sie gingen dabei einerseits von einem qualvollen Sterbeprozess aus, den es im individuellen Fall abzukürzen gelte, andererseits aber von den Interessen der Gemeinschaft, die sich, fast als Akt der Selbstverteidigung, von den „Ballastexistenzen", die die Wohlfahrt des Staates gefährden würden, befreien dürfe (Binding/Hoche 1920). Diese Vorstellungen konnten nach 1933 im nationalsozialistischen Deutschland zur Leitlinie im Umgang mit Behinderten und chronisch Kranken werden, bis sie ab 1939 auch in der Praxis umgesetzt wurden. Rund 250.000 Kranke und behinderte Menschen wurden auf dieser Grundlage von Ärzten und Krankenpflegepersonal unter dem Signum „Gnadentod" getötet.

Es ist nicht überraschend, dass diese schrecklichen Ereignisse sich noch auf die Diskussion zur Sterbehilfe heute auswirken. Manche Argumente aus den 1920er und 1930er Jahren, wie z. B. die Kostenfrage, werden auch heute wieder in renommierten medizinischen Fachzeitschriften erörtert (Emanuel/Battin 1998), wenngleich die Bundesärztekammer strikt ökonomische Überlegungen im Zusammenhang mit Sterbehilfe ablehnt. Andere Probleme, wie z. B. die Auswirkungen der Intensivmedizin auf Sterbeprozess und Todeseintritt, sind neueren Datums. Auch die Suche nach Möglichkeiten, ein würdevolles und selbstbestimmtes Sterben zu ermöglichen und dafür angemessene Formen zu finden, wie sie in der Hospizarbeit und der Palliativmedizin gegeben sind, zeigen deutliche Unterschiede zur damaligen Situation und verweisen auf die humane Seite ärztlicher und pflegerischer Sterbebegleitung (Schmiedebach/Woellert 2006).

Literatur

Benzenhöfer 1999; Frewer 2002

Begriffsverwendung

2

Die Diskussion um die Behandlungsentscheidungen am Lebensende ist durch verschiedene medizinische, pflegerische, juristische, ethische und theologische Argumente geprägt. Deshalb ist es sinnvoll, vor dem Einstieg in die eigentliche Diskussion deutlich zu machen, welche Begriffe in der Debatte eine Rolle spielen und wie diese definiert sind. Um die Streitpunkte in der deutschen Auseinandersetzung nachvollziehen zu können, ist es ebenso wichtig, die Rechtslage zum Thema Sterbehilfe zu kennen. Beides soll dieses Kapitel leisten.

Die gängige Begriffsverwendung und deren Problematik

Sterbehilfe oder Sterbebegleitung. Zunächst ist zu klären, wie sich die Begriffe Sterbehilfe und Sterbebegleitung zueinander verhalten. Sterbehilfe wird vor allem im Zusammenhang mit den Adjektiven passiv, indirekt und aktiv gebraucht; damit kann man die Art der medizinischen Intervention rechtlich und definitorisch einordnen. Der Ausdruck Sterbebegleitung ist weiter gefasst: Er beschreibt auch palliativmedizinische und -pflegerische Maßnahmen und somit die Begleitung des Patienten in seiner letzten Lebensphase.

Der Terminus Sterbehilfe wird vielfach kritisch beurteilt, auch wenn er im Recht nach wie vor Anwendung findet. Dabei gelten vor allem zwei Aspekte als problematisch: erstens die begriffliche Nähe zum Terminus „verhelfen". Er drückt deutlich aus, dass auch andere Personen am Entscheidungs- und Umsetzungsprozess beteiligt sind. Statt sich am Gesundheitszustand des Patienten zu orientieren, wird dadurch die Handlung von Medizinern bzw. Pflegepersonen in den Mittelpunkt gestellt.

Zweitens ist auch die Nähe zu dem Begriff „Hilfe" problematisch (Nationaler Ethikrat 2006, 26). Helfen ist ein positiv besetzter Vorgang.

Zumindest bei der allgemein kritisch beurteilten und strafbaren aktiven Sterbehilfe steht diese Bezeichnung somit im Gegensatz zum Wortsinn. Die Bundesärztekammer begegnete dieser begrifflichen Schwäche dadurch, dass sie in ihren Richtlinien zum Thema seit 1993 den Ausdruck Sterbebegleitung statt Sterbehilfe im Titel führt (Bundesärztekammer 1993).

Euthanasie. Der Begriff Euthanasie stammt wie gesagt aus dem Griechischen und bedeutet „guter Tod" (siehe Kapitel 1); der Wortsinn hat also eine positive Färbung. Im deutschen Sprachkontext ist der Begriff dagegen aufgrund seiner Verwendung in der Zeit des Nationalsozialismus größtenteils eher negativ belegt (Benzenhöfer 1999, 109–129).

Folglich unterscheidet sich die deutsche Diskussion deutlich von der beispielsweise im angelsächsischen Raum geführten, die weiterhin auf den Ausdruck Euthanasia zurückgreift (Sohn / Zenz 2001). In Deutschland bevorzugt man dagegen in der Regel die Begriffe Sterbehilfe oder Sterbebegleitung (Nationaler Ethikrat 2006, 26); nur vereinzelt finden sich in der wissenschaftlichen Diskussion die Bezeichnungen aktive und passive Euthanasie, so beispielsweise bei Kodalle 2004.

Passive, indirekte und aktive Sterbehilfe. In der aktuellen Debatte haben sich mehrere Perspektiven mit jeweils eigenen Begrifflichkeiten durchgesetzt. Auf einer ersten, der Behandlungsebene, wird zwischen aktiver, indirekter und passiver Sterbehilfe unterschieden (Wiesing / Ach 2000, 195–197).

> **Definition**
>
> **Passive Sterbehilfe: das Einstellen oder das Nichtergreifen von lebenserhaltenden medizinischen Maßnahmen bei Schwerkranken oder Sterbenden (z. B. Verzicht auf Wiederbelebung); das Sterben wird zugelassen.**

> **Definition**
>
> **Indirekte Sterbehilfe: Maßnahmen bei Schwerkranken oder Sterbenden, die Leid mindern sollen und bei denen als unbeabsichtigte Nebenwirkung der Eintritt des Todes beschleunigt wird (z. B. der Einsatz hoch dosierter Schmerzmittel). Behandlungsziel ist das Lindern von Leid.**

Aktive Sterbehilfe: medizinische Maßnahmen bei Schwerkranken oder Sterbenden, die den Tod vorzeitig herbeiführen sollen (z. B. das Verabreichen von Gift). Ziel ist die Lebensbeendigung.

Vorrangiges Unterscheidungskriterium ist also das Behandlungsziel. Bei der passiven Sterbehilfe besteht dieses in der Beschränkung auf eine Basisversorgung und somit im Verzicht auf intensivmedizinische Maximalbehandlung – lebenserhaltende Maßnahmen werden entweder eingestellt oder aber gar nicht erst ergriffen, also etwa: keine künstliche Ernährung, Beatmung, Dialyse, Medikamentengabe, Reanimation und Ähnliches. – Beim Abschalten eines Beatmungsgerätes vollzieht der Arzt zwar einen aktiven Eingriff, er überlässt den Patienten damit aber wieder dem ursprünglich ablaufenden Sterbeprozess, der durch die intensivmedizinische Behandlung unterbrochen worden war. Damit wird das Sterben zugelassen, weswegen das Abschalten eines Atemgerätes trotz der aktiven Handlung ebenfalls der passiven Sterbehilfe zugeordnet wird (Birnbacher 1995; Gesang 2001).

Bei der indirekten Sterbehilfe besteht das Behandlungsziel über eine Basisversorgung und den Verzicht auf Intensivmedizin hinaus darin, dem Schwerkranken oder Sterbenden sein Dasein weitestmöglich zu erleichtern. So können beispielsweise starke Schmerzen, Atemnot oder Angstzustände mit hoch dosierten Medikamenten behandelt werden, wobei in Kauf genommen wird, dass sich die voraussichtliche Lebenserwartung unter Umständen als unbeabsichtigte Folge von Nebenwirkungen verringert.

Die aktive Sterbehilfe besteht in der Durchführung lebensverkürzender Maßnahmen, beispielsweise in der Verabreichung von Gift. Das Behandlungsziel besteht hierbei in einer Beschleunigung des Sterbens; der Tod tritt vorzeitig ein.

Die rechtlich und berufsethisch getroffene Unterscheidung in aktive und passive Sterbehilfe ist allerdings umstritten. Mit dem Hinweis auf die Umstände, dass auch das Nicht-Handeln bei einem lebensbedrohlich erkrankten Patienten eine aktive Entscheidung des Arztes voraussetze und dass beispielsweise das Abschalten eines Beatmungsgerätes eine aktive Handlung sei, wird die Unterscheidbarkeit der beiden Formen angezweifelt, so beispielsweise von Eibach 2000.

Untersuchungen zeigen, dass über die richtige Verwendung der Begriffe passive, indirekte und aktive Sterbehilfe selbst unter speziell geschulten Ärzten mitunter Unsicherheit herrscht. So schätzten in einer

Befragung von in der Palliativmedizin fortgebildeten Ärzten etwa die Hälfte das Abschalten einer *Beatmungsmaschine* falsch als aktive Sterbehilfe ein (Weber et al. 2001). Es stellt sich die Frage, ob solche Fehleinschätzungen neben fehlender Aufklärung und begrifflicher Unschärfe nicht noch andere Gründe haben. Offenbar fällt es vielen Menschen schwer, das Sterbenlassen mit all seinen Konsequenzen zu akzeptieren.

Strittig ist auch, ob *künstliche Ernährung und Flüssigkeitszufuhr* im Rahmen der passiven Sterbehilfe unterlassen werden dürfen. Laut Bundesärztekammer muss die Basisbetreuung in jedem Fall gewährleistet sein, die unter anderem auch das Stillen von Hunger und Durst umfasse. Viele Sterbende haben aber kein Hunger- und Durstempfinden mehr, ja oftmals ist es ein Zeichen für den fortschreitenden Sterbeprozess, dass Flüssigkeit und Nahrung abgelehnt werden. Ernährungsmaßnahmen, die über die Befriedigung subjektiv empfundener Bedürfnisse hinausgehen, sind daher nach Auffassung der Bundesärztekammer wiederum nur nach medizinischer Indikation angezeigt (Bundesärztekammer 2004). Damit ist der Unterschied zwischen Nicht-essen-Können und Nicht-essen-Wollen als Ausdruck eines beginnenden Abschieds vom Leben angesprochen (Heubel 2007). In der Praxis kann es aber sehr schwierig sein, die mitunter nur nonverbale Kommunikation des Patienten richtig zu deuten. Es ist daher oft nicht einfach, die Vorgaben der Bundesärztekammer umzusetzen.

Auch der Begriff indirekte Sterbehilfe ist nicht unumstritten. Ein Kritikpunkt ist die Benennung an sich, da der Tod des Patienten bei den damit bezeichneten Maßnahmen weder direkt noch indirekt das Handlungsziel sei. Die eigentlich Intention, nämlich die Verlagerung des Behandlungsziels vom Heilen zur Leidminderung unter Inkaufnahme eines eventuell beschleunigten Todes, werde durch diese Bezeichnung nicht erfasst (Nationaler Ethikrat 2006, 28f). Darüber hinaus tut sich bei dieser Kategorie eine weitere Schwierigkeit auf: Die Grauzone zwischen aktiver und indirekter Sterbehilfe macht es unter Umständen möglich, eine bewusste Tötungshandlung als erlaubte, indirekte Sterbehilfe zu verschleiern. Andererseits weisen einige Studien darauf hin, dass bei sorgfältiger und korrekter Dosierung die Anwendung von Schmerz- und Beruhigungsmitteln nur selten eine lebensverkürzende (Neben-)Wirkung hat (Bosshard et al. 2006). Es besteht aber auch hier, wie bei allen medizinischen Maßnahmen, ein gewisses Komplikationsrisiko (Sahm 2006). So gesehen wäre es sinnvoller, in diesem Fall von

einer unbeabsichtigten Nebenwirkung und nicht von indirekter Sterbehilfe als gesonderte Kategorie zu sprechen.

Sterbehilfe im engeren und im weiteren Sinne. Eine zweite Perspektive
bezieht sich auf den Gesundheitszustand des Betroffenen. Da Ärzte und
Pflegende grundsätzlich dazu verpflichtet sind, lebenserhaltend zu wirken, ist es wichtig zu klären, in welchen Fällen von dieser Pflicht Abstand genommen werden darf und passive oder indirekte Sterbehilfe
geboten sein kann. Hier sind zwei medizinische Szenarien denkbar: erstens bei Sterbenden und zweitens bei schwerstkranken Patienten mit
infauster, d. h. aussichtsloser, Prognose, die eine Heilung unwahrschein-
lich erscheinen lässt (Bundesärztekammer 2004). Dafür werden auch
die Begriffe Sterbehilfe im engeren und im weiteren Sinne verwendet
(Roxin 2001, 93).

Sterbende sind im Sinne der Bundesärztekammer „Kranke oder Ver-
letzte mit irreversiblem Versagen einer oder mehrerer lebenswichtiger
Funktionen, bei denen der Eintritt des Todes in kurzer Zeit zu erwarten
ist" (Bundesärztekammer 2004, C-1040). Der Sterbevorgang muss also
bereits begonnen haben und der Tod demnach nahe bevorstehen. Patienten mit infauster Prognose sind jene, „die sich zwar noch nicht im
Sterben befinden, aber nach ärztlicher Erkenntnis aller Voraussicht
nach in absehbarer Zeit sterben werden, weil die Krankheit weit fortgeschritten ist" (Bundesärztekammer 2004, C-1040). Dieser zweite Zustand ist beispielsweise im Fall einer schweren Krebserkrankung gegeben, wenn der Sterbeprozess zwar noch nicht begonnen, das Grundleiden
aber einen unumkehrbar tödlichen Verlauf genommen hat und demnach keine Hoffnung auf Heilung mehr gegeben ist. Kritische Gegen-
stimmen dazu sagen allerdings, dass das Leben an sich irreversibel tödlich verlaufe, und zielen damit auf die grundsätzliche Schwierigkeit ab,
den Beginn des Sterbevorganges exakt zu bestimmen (Klinkhammer
2007).

Definition

**Sterbehilfe im engeren Sinne (Sterbende): Der Patient liegt im Ster-
ben, d. h. eine oder mehrere vitale Funktionen haben irreversibel
versagt. Der Eintritt des Todes steht unmittelbar bevor.**

Definition

Sterbehilfe im weiteren Sinne (Patienten mit infauster Prognose): Die Erkrankung des Patienten hat einen irreversiblen, tödlichen Verlauf genommen. Daher besteht keine Hoffnung auf Heilung mehr.

Die Bundesärztekammer nahm diese Differenzierung 1998 in ihre Richtlinien zur ärztlichen Sterbebegleitung auf. Die Unterscheidung wurde relevant, als Anfang der 1990er Jahre das Schicksal von schwerst hirngeschädigten Patienten zum Thema medizinethischer Diskussionen wurde. Berühmtheit erlangte 1994 der *„Kemptener Fall"*, in dem der Bundesgerichtshof schließlich entschied, dass der Abbruch lebenserhaltender Maßnahmen bei einer Patientin im so genannten Wachkoma, die sich also nicht unmittelbar im Sterben befand, zulässig gewesen sei (siehe Kapitel 5). Der bis dahin sehr eng gefasste Symptombereich, in dem Sterbehilfe als zulässig erachtet wurde, war damit höchstrichterlich entscheidend erweitert worden.

Dennoch ist nach wie vor umstritten, wie komatöse Krankheitszustände bezüglich eventueller Sterbehilfemaßnahmen zu werten seien. Problematisch ist vor allem, dass sich hinter dieser allgemein üblichen Bezeichnung eine ganze Reihe verschiedener Zustände verbirgt, die eine sehr unterschiedliche medizinische Betreuung notwendig machen, von einfachen pflegerischen Maßnahmen bis hin zu einer umfangreichen intensivmedizinischen Betreuung. Daher ist es nach bisherigem Kenntnisstand nicht möglich, diese Symptomgruppe hinsichtlich ihrer Prognose verallgemeinernd zu beurteilen. Vielmehr kommt es auf die Bewertung des Einzelfalles an.

Die Bundesärztekammer begegnet dieser Schwierigkeit, indem sie in ihren Grundsätzen ausdrücklich darauf hinweist, dass auch Patienten mit schweren zerebralen Schädigungen ein Anrecht auf medizinische Versorgung und Therapie haben. Erst wenn sich ihr Zustand dahingehend verändert, dass das Leiden einen infausten Verlauf nimmt, oder wenn der Sterbevorgang gar schon eingesetzt hat, gelten passive und indirekte Sterbehilfe als zulässig (Bundesärztekammer 2004).

Kernaussage

Es ist umstritten, ob bei andauernder Bewusstlosigkeit (Wachkoma) Sterbehilfemaßnahmen zulässig sind.

Freiwillige, nicht-freiwillige und unfreiwillige Sterbehilfe. Und schließlich zielt eine dritte Perspektive, die Zustimmungsebene, auf das Ausmaß der Beachtung des Patientenwillens ab. Im Falle einer freiwilligen Sterbehilfe äußert der Patient seinen Wunsch zu sterben bewusst, freiwillig und ohne jeden äußeren Zwang. Es liegt ein eindeutiger, erklärter Wille vor. Bei der nicht-freiwilligen Sterbehilfe ist der Patient nicht einwilligungsfähig, weshalb ein Stellvertreter für ihn entscheiden muss. Hier gilt es, den mutmaßlichen Willen zu ermitteln. Im Falle einer unfreiwilligen Sterbehilfe wird der Patient entweder zuvor nicht über seinen Willen befragt oder er wird gegen seinen Willen getötet. (Beispiele für unfreiwillige Sterbehilfe sind aus den Niederlanden bekannt, siehe Kapitel 3.) In Kapitel 5 gehen wir ausführlich auf die Schwierigkeiten ein, die sich bei der Ermittlung des Behandlungswunsches – vor allem von nicht einwilligungsfähigen Patienten – ergeben.

> **Definition**
>
> **Freiwillige Sterbehilfe: Der Patient stimmt der Sterbehilfemaßnahme bewusst und ohne jeden Zwang zu.**

> **Definition**
>
> **Nicht-freiwillige Sterbehilfe: Der Patient ist nicht einwilligungsfähig. Ein Vertreter muss an seiner Stelle in seinem Sinne für ihn entscheiden; der mutmaßliche Wille des Patienten muss ermittelt werden.**

> **Definition**
>
> **Unfreiwillige Sterbehilfe: Die Sterbehilfemaßnahme erfolgt ohne Berücksichtigung oder gegen den Willen des Patienten.**

Sedierung am Lebensende. Damit wird eine Maßnahme bezeichnet, die darauf abzielt, das Bewusstsein eines schwer leidenden und im Sterben begriffenen Patienten durch die Gabe von Medikamenten teilweise oder vollständig auszuschalten. Ziel ist die Leidensminderung. Auf diese Maßnahme wird nur zurückgegriffen, wenn der Leidenszustand (z. B. Schmerz, Unruhe, Angst oder Atemnot) durch andere palliative Maßnahmen nicht mehr beherrschbar ist. Die Sedierung am Lebensende geriet in den Verdacht, ähnlich wie die indirekte Sterbehilfe den Sterbevorgang zu beschleunigen. Aufgrund dieser „Doppelwirkung" (Neitzke / Frewer 2004) wurde sie auch in ihren rechtlichen Konsequenzen oft als solche eingeschätzt. Neuere Untersuchungen gehen jedoch davon aus, dass die Medikamente bei richtiger Dosierung keinen Einfluss auf den Sterbeprozess haben (Bosshard et al. 2006).

> **Definition**
>
> **Sedierung am Lebensende: Maßnahme, die das Bewusstsein eines Schwerkranken oder Sterbenden durch die Gabe von Medikamenten teilweise oder vollständig ausschaltet, um so anders nicht beherrschbaren, quälenden Zuständen (z.B. Schmerzen, Unruhe) zu begegnen**

Tötung auf Verlangen und Beihilfe zur Selbsttötung. Eine spezielle Situation der aktiven Sterbehilfe wird durch die Bezeichnung Tötung auf Verlangen erfasst. Dabei handelt es sich um den Wunsch eines schwerst kranken Menschen, ihn beispielsweise durch die Injektion einer tödlichen Dosis an Medikamenten „von seinem Leid zu erlösen"; der Ausführende handelt dabei auf ausdrücklichen Wunsch des Betroffenen. Davon ist die Beihilfe zur Selbsttötung abzugrenzen.

Entscheidend zur Beurteilung des Unterschiedes ist der Umstand, wer die so genannte *Tatherrschaft* über den lebensbeendenden Akt innehat. Führt der Lebensmüde beispielsweise den Schierlingsbecher selbst zum Munde, so handelt es sich um eine Selbsttötung, da er den Akt der Giftzufuhr selbst bestimmt; wurde das Gift durch einen Dritten bereitgestellt, liegt Beihilfe zur Selbsttötung vor. Tötung auf Verlangen ist dagegen gegeben, wenn beispielsweise die Giftspritze auf Verlangen des Betroffenen durch eine dritte Person verabreicht wurde (OLG München, Beschluss vom 31.7.1987 – 1 Ws 23/87).

> **Definition**
>
> **Tötung auf Verlangen: Tötung eines Schwerkranken auf dessen ausdrücklichen Wunsch durch eine dritte Person. Die „Tatherrschaft" liegt bei der dritten Person.**

> **Definition**
>
> **Beihilfe zur Selbsttötung: Einem Schwerkranken wird auf dessen ausdrücklichen Wunsch die Möglichkeit gegeben, sich selbst das Leben zu nehmen (beispielsweise durch die Bereitstellung von Gift). Die „Tatherrschaft" liegt beim Kranken.**

Vorschläge zu einer alternativen Terminologie

Über die Verwendung der verschiedenen Termini ist in jüngster Zeit eine breite Diskussion entbrannt. Die bisher üblichen Bezeichnungen und vor allem die Unterscheidung in passive, indirekte und aktive Sterbehilfe stehen in Fachkreisen derzeit auf dem Prüfstand. Auch wenn diese Begriffe nach wie vor verwendet werden, lohnt sich ein Blick auf die Vorschläge zu einer alternativen Terminologie, da sie ein Umdenken im Umgang mit Sterbenden und mit dem Tod zum Ausdruck bringen. Im Folgenden sollen die Vorschläge der maßgeblichen Institutionen vorgestellt werden: der Bundesärztekammer, des Deutschen Juristentages und des Nationalen Ethikrates.

Zunächst fällt auf, dass die Bundesärztekammer in ihren „Grundlagen zur ärztlichen Sterbebegleitung" in keiner Version auf die Begriffstrias passive, indirekte und aktive Sterbehilfe zurückgreift. Obwohl sie das dieser Benennung zu Grunde liegende Konzept bemüht, verzichtet sie auf die umstrittene Bezeichnung und umschreibt stattdessen die damit bezeichneten Sachverhalte. In der derzeit aktuellen Version von 2004 heißt es:

„Maßnahmen zur Verlängerung des Lebens dürfen in Übereinstimmung mit dem Willen des Patienten unterlassen oder nicht weitergeführt werden, wenn diese nur den Todeseintritt verzögern und die Krankheit in ihrem Verlauf nicht mehr aufgehalten werden kann. Bei Sterbenden kann die Linderung des Leidens so im Vordergrund stehen, dass eine möglicherweise dadurch bedingte unvermeidbare Lebensverkürzung hingenommen werden darf." (Bundesärztekammer 2004)

Nur der Ausdruck aktive Sterbehilfe wird in dem Dokument verwendet, allerdings nicht ohne den damit bezeichneten Sachverhalt zu erläutern. Dieser Wortwahl liegt ein bewusster Abwägungsprozess zu Grunde; die problematischen Begriffe sollen so vermieden werden (Bundesärztekammer 1999, 23).

Auch auf dem Deutschen Juristentag 2006 wurde das Thema Sterbehilfe diskutiert (Verrel 2006). In den Beschlüssen lassen sich alternative Begriffsvorschläge lesen, auch wenn diese nicht ausdrücklich als Alternativterminologie ausgewiesen sind. Das Papier verzichtet auf den Ausdruck Sterbehilfe und verwendet stattdessen die Bezeichnung Sterbebegleitung. So lautet der Titel der Themengruppe „Patientenautonomie und Strafrecht bei der Sterbebegleitung". Statt passiver Sterbehilfe verwenden die Verfasser den Ausdruck *straflose Behandlungsbegrenzung*. Indirekte Sterbehilfe wird durch die Bezeichnung *Leidenslinderung bei Gefahr der Lebensverkürzung* ersetzt. Auch der Begriff aktive Sterbehilfe wird nicht verwendet. Stattdessen wird ausschließlich auf den Ausdruck Tötung auf Verlangen zurückgegriffen (Deutscher Juristentag 2006). Beim Deutschen Juristentag handelt es sich um ein am juristischen Diskussionsprozess wesentlich beteiligtes Gremium. Die hier wiedergegebenen Aussagen sind daher ein wichtiger Ausschnitt aus der juristischen Debatte.

Beide Alternativvorschläge basieren auf dem der herkömmlichen Terminologie zu Grunde liegenden Konzept. Demnach kann unter bestimmten Umständen das ansonsten übliche Behandlungsziel, bestehend aus Lebenserhaltung und Leidminderung, verändert werden. Stattdessen stehen dann Leidminderung und die Begleitung im Sterben im Vordergrund. Dieses Konzept greift allerdings nur in der letzten Lebensphase eines Menschen. Es setzt voraus, dass das Sterben als Teil des Lebens und somit als natürlicher, aber auch gestaltbarer Prozess begriffen wird. Die bisher übliche Terminologie bezeichnet zwar genau diese Vorstellung, erfasst sie aber nicht widerspruchsfrei, was durch die Alternativvorschläge geleistet werden soll.

> **Kernaussage**
>
> **Am Lebensende kann das sonst übliche Behandlungsziel verändert werden: Statt Heilen und Leidmindern können dann Leidmindern und Begleiten im Sterben maßgeblich werden.**

Anders sieht es bei der Stellungnahme des Nationalen Ethikrates zur „Selbstbestimmung und Fürsorge am Lebensende" aus (Nationaler Ethikrat 2006). Darin wird nicht nur eine gänzlich neue Terminologie vorgeschlagen, sondern auch eine konzeptionelle Erweiterung vorgenommen. Der Vorschlag sieht vor, sich terminologisch künftig an den Begriffen Sterbebegleitung, Therapien am Lebensende, Sterbenlassen, Beihilfe zur Selbsttötung und Tötung auf Verlangen zu orientieren.

Der Begriff Sterbebegleitung bezeichnet Maßnahmen, die vor allem der Wahrung von Autonomie und Würde in der Sterbephase dienen. Pflegerisches und medizinisches Handeln haben sich demnach an dem Wohl und dem Wohlbefinden des Patienten zu orientieren. Dazu gehören Körperpflege, das Stillen von Hunger und Durst, das Mindern von Angst, von Atemnot und Übelkeit sowie menschliche und seelsorgerische Zuwendung. Der Begriff bezeichnet somit gewissermaßen ideale

Rahmenbedingungen, innerhalb derer medizinische (Be-)Handlungs-entscheidungen am Lebensende getroffen werden sollten.

Der Ausdruck Therapien am Lebensende soll den bisher gebräuch-lichen Begriff indirekte Sterbehilfe ersetzen und erweitern. Er umfasst alle medizinischen Maßnahmen am Ende des Lebens, die entweder das Ziel haben, Leben zu verlängern oder aber – sofern dies nicht mehr möglich ist und gegebenenfalls unter Inkaufnahme eines beschleunigt eintretenden Todes – Leid zu mindern. Die Bezeichnung Sterbenlassen wird als Alternative zum bisherigen Ausdruck passive Sterbehilfe vorge-schlagen. Missverständnissen, die sich aus der Bedeutung der Adjektive aktiv und passiv ergeben, wäre durch die neue Terminologie vorgebeugt. Auch die Sedierung am Lebensende wird dieser Kategorie zugeordnet. Der Begriff Beihilfe zur Selbsttötung behält seine bisher übliche Bedeu-tung. In der Bezeichnung Tötung auf Verlangen dagegen geht der Ter-minus aktive Sterbehilfe auf.

Der Vorschlag des Nationalen Ethikrates ist somit Ausdruck eines Umdenkens. Grundsätzlich wird auch hier auf das beschriebene Kon-zept zurückgegriffen. Dennoch kommt es dabei zu einer Schwerpunkt-verschiebung. Mit dem Begriff Sterbebegleitung wurde so für einen bis dahin zu wenig beachteten Bereich eine eigene Bezeichnung geschaffen: *die Pflege und Betreuung von Sterbenden über die rein medizinischen Maßnahmen hinaus.* Hier geht es um menschliche Zuwendung und seelsorgerischen Beistand. So wird die vielleicht wichtigste Seite des Sterbeprozesses, die der Zwischenmenschlichkeit, gewürdigt.

Literatur

Bundesärztekammer 2004; Eibach 2000

Die Rechtslage zur Sterbehilfe

3

Die deutsche Rechtslage zur Sterbehilfe und deren Entwicklung

Die Rechtslage zur Sterbehilfe ist in Deutschland derzeit nicht in einem eigenen Gesetz geregelt. Maßgeblich für die rechtliche Beurteilung einzelner Handlungen sind neben dem Grundgesetz (GG) sowie einzelnen Paragraphen des Bürgerlichen Gesetzbuches (BGB) und des Strafgesetzbuches (StGB) vor allem die Rechtsprechung der letzten gut zwanzig Jahre sowie die berufsständischen Regelwerke. Zentrales und für Ärzte bindendes Dokument sind die Grundsätze der Bundesärztekammer zur ärztlichen Sterbebegleitung (Bundesärztekammer 2004).

> **Kernaussage**
>
> **Die Rechtslage zur Sterbehilfe in Deutschland ist gegenwärtig nicht ausdrücklich gesetzlich geregelt, sondern wird durch die Rechtsprechung und durch berufsständische Vorgaben festgelegt.**

Rechtsprechung und berufsständische Vorgaben stehen zueinander *in einem dynamischen Verhältnis.* So hat die Entwicklung der letzten Jahre gezeigt, dass ein gerichtlich ausgetragener Streitfall und der anschließende Richterspruch – sofern er von maßgeblicher Bedeutung war – zu einer veränderten Auffassung über die Zulässigkeit im Bereich Sterbehilfe führte und letztlich eine Veränderung der Vorgaben der Bundesärztekammer notwendig machte.

Diese Dynamik in der rechtlichen Beurteilung und das Fehlen eines Gesetzes erzeugten vielfach das *Gefühl von Rechtsunsicherheit* im Zusammenhang mit Sterbehilfemaßnahmen (Deutscher Juristentag 2006). Es handelt sich dabei aber vor allem um den Ausdruck der intensiven Diskussionen zu diesem Thema und des Wandels der Auffassung vom richtigen und rechtmäßigen Handeln in diesem Bereich; auch ohne eigenes Gesetz ist der Rahmen des rechtlich Erlaubten eindeutig abgesteckt. Unsicherheiten in der Beurteilung des Einzelfalles können auch durch ein Gesetz nicht behoben werden (Roxin 2001, 94).

Leben und körperliche Unversehrtheit stehen unter dem Schutz des Grundgesetzes (Art. 2 GG). Grundsätzlich wird jede Verletzung dieses Schutzes strafrechtlich geahndet. Besonders Mediziner sind qua ihrer Profession dem Lebensschutz verpflichtet (Bundesärztekammer 2006a). Nur unter bestimmten Voraussetzungen kann das Ziel, Leben zu erhalten, zu Gunsten anderer zurücktreten. So ist es möglich, beispielsweise bei einem schwer erkrankten Patienten, die medizinische und pflegerische Begleitung im Sterben in den Vordergrund zu stellen (Bundesärztekammer 2004). Auf die Palliativmedizin werden wir in Kapitel 7 genauer eingehen.

In diesem Sinne gelten die passive und auch die indirekte Sterbehilfe sowohl juristisch als auch ethisch in bestimmten Situationen als zulässig. Voraussetzung dafür ist zum einen der erklärte oder mutmaßliche Wille des einwilligungsfähigen Patienten (freiwillige bzw. nicht-freiwillige Sterbehilfe); auf die Frage der Einwilligungsfähigkeit gehen wir ausführlich in Kapitel 4 ein. Zum anderen muss der Sterbevorgang bei dem Patienten entweder bereits eingesetzt oder aber die Erkrankung einen irreversiblen, tödlichen Verlauf genommen haben (Sterbehilfe im engeren und im weiteren Sinne). Umstritten ist nach wie vor, wie das so genannte „Wachkoma" (persistierendes apallisches Syndrom) und ähnliche schwere zerebrale Schädigungen einzustufen sind und ob unter solchen Umständen beispielsweise ein Therapieverzicht grundsätzlich in Frage kommt. Die Bundesärztekammer betont ausdrücklich, dass allein die Dauer der Bewusstlosigkeit kein Kriterium für einen Behandlungsverzicht sein dürfe (Bundesärztekammer 2004).

Aktive Sterbehilfe und Tötung auf Verlangen gelten dagegen juristisch und ethisch in jeder Hinsicht als nicht vertretbar und damit strafbar. Bei dieser Beurteilung ist es gleichgültig, ob der Patient in eine solche Maßnahme einwilligt und in welchem gesundheitlichen Zustand er sich befindet. So wird eine Tötung auch durch die Einwilligung des zu Tötenden nicht zu einer rechtmäßigen Handlung. Das vergleichsweise geringe Strafmaß, welches der § 216 StGB („Tötung auf Verlangen") vorsieht, zeigt jedoch, dass der Gesetzgeber in dem Sterbewunsch des Patienten einen unrechts- und schuldmindernden Faktor sieht (Nationaler Ethikrat 2006, 38).

Die ärztliche Beihilfe zur Selbsttötung ist dagegen in ihrer rechtlichen und ethischen Beurteilung höchst umstritten. Einerseits gilt sie als nicht strafbar. Andererseits wird gerade in diesen Fällen das berufsethische Ziel der Lebenserhaltung sehr hoch eingeschätzt. Daher betrachtet man die ärztliche Beihilfe zur Selbsttötung als ethisch nicht vertretbar.

Deren Nichtstrafbarkeit wird damit begründet, dass auch die Selbsttötung nicht strafbar sei und somit Gleiches auch für die Beihilfe zur Selbsttötung gelten müsse (Ulsenheimer 2003, 277). So sah die Rechtsprechung in einzelnen Fällen für den Fall, dass die „Tatherrschaft" beim Patienten lag, Straffreiheit für weitere Beteiligte vor. Berühmtes Beispiel ist der „*Fall Hackethal*".

Der Fall Hackethal. Frau E. litt seit 1977 an einem Hauttumor (Basaliom) im Bereich von Mund und Nase. Trotz Operation und Bestrahlung weitete sich das Leiden aus, und ihr Zustand verschlechterte sich stetig. Seit 1983 war Frau E. bei dem Arzt Prof. Hackethal in Behandlung. Kurz darauf war eine Ausweitung des Tumorleidens festgestellt worden: ein Oberkieferhöhlentumor, der in die Schädelbasis und in die Augenhöhle hineinwucherte. Die Schmerzen ließen sich nun kaum noch beherrschen, Frau E. konnte nur noch schwer essen und trinken, und auch die Sehkraft ihres linken Auges ließ nach. Nach mehrfacher Bitte an den Arzt Hackethal, ihr zu helfen, ihr Leben vorzeitig zu beenden, kam dieser ihrem Wunsch nach und besorgte eine tödliche Dosis Kaliumzyanid. Im Beisein mehrerer Personen, aber in Abwesenheit des Arztes trank Frau E. das Gift und verstarb kurz darauf. Über ihren Sterbewunsch hatte sie mit dem Arzt Hackethal kurz davor noch ein ausführliches Gespräch geführt, das auch auf Video aufgezeichnet wurde. Dennoch kam es zu einem Prozess, in dem alle Beteiligten freigesprochen wurden (OLG München, Beschluss vom 31.7.1987 – 1 WS 23/87).

Die Bundesärztekammer bezeichnet den assistierten Suizid dagegen als nicht vereinbar mit dem ärztlichen Berufsethos (Bundesärztekammer 2004). Gehilfen laufen zudem Gefahr, sich der unterlassenen Hilfeleistung sowie der Tötung auf Verlangen durch Unterlassen schuldig zu machen (§§ 13 und 216 StGB; Nationaler Ethikrat 2006, 36).

Tabelle 1: Rechtliche Beurteilung der Sterbehilfe in Deutschland

	passiv	indirekt	Tötung auf Verlangen	Beihilfe zum Suizid
freiwillig	erlaubt	erlaubt	verboten	nicht strafbar; medizinethisch strittig
nicht-freiwillig	erlaubt	erlaubt	verboten	–
unfreiwillig	verboten	verboten	verboten	–

Die Entwicklung des Rechtsrahmens zur ärztlichen Sterbebegleitung.
Um die heutige rechtliche Lage zur Sterbehilfe und die Kritik daran besser zu verstehen, lohnt sich ein Blick auf die Entwicklung des heute gültigen Rechtsrahmens.

Die Debatte um die verschiedenen Formen der Sterbehilfe hat sich in der BRD in den letzten dreißig Jahren stark intensiviert. Erstmals wurde seit Ende der 1950er Jahre ernsthaft über die ethische Bewertung des Behandlungsabbruches bzw. der Nichtaufnahme von intensivmedizinischen Maßnahmen diskutiert (Benzenhöfer 1999, 135–141). Eine rechtliche Form erhielt dies aber erst, als die passive Sterbehilfe nach Einsetzen des Sterbeprozesses in den Richtlinien der Bundesärztekammer für die Sterbehilfe vom April 1979 zugelassen wurde (Bundesärztekammer 1979).

In den 1980er Jahren setzte eine öffentliche Diskussion um die gesetzliche Regelung der Sterbehilfe ein. Doch die von einzelnen Befürwortern gestellten Forderungen blieben erfolglos (Benzenhöfer 1999, 189–191). Die wohl entscheidende Stimme gegen ein neues Gesetz kam vom Deutschen Juristentag 1986. Gleichzeitig wurde dort die indirekte Sterbehilfe als zulässig anerkannt (Otto 1986). In der weiteren Entwicklung kam bei der rechtlichen Beurteilung der verschiedenen Formen der Sterbehilfe den gerichtlichen Einzelfallentscheidungen eine maßgebliche Bedeutung zu.

1987 wurde vor dem Oberlandesgericht München der bereits erwähnte „Fall Hackethal" verhandelt. Der Freispruch des Arztes Hackethal galt in der Folge als Hinweis dafür, dass die Beihilfe zur Selbsttötung strafrechtlich nicht geahndet werde. Die 1993 überarbeiteten

Richtlinien der Bundesärztekammer für die ärztliche Sterbebegleitung bezeichnen die ärztliche Beihilfe zur Selbsttötung dagegen als „unärztlich". Ferner lassen die Richtlinien von 1993 wie bereits die vorhergehende Version die passive und neu auch die indirekte Sterbehilfe für den Fall des bereits eingesetzten Sterbeprozesses zu (Bundesärztekammer 1993).

Nur ein Jahr später brachte ein Urteil des Bundesgerichtshofs, das *„Kemptener Urteil"*, eine weitere Entwicklung (BGH, Urteil vom 13.9.1994 – 1 StR 357/94). Der darin verhandelte Fall wird in Kapitel 5 geschildert. Der Bundesgerichtshof hob das Urteil einer untergeordneten Instanz gegen den Sohn und Betreuer einer schwerst hirngeschädigten Patientin im Wachkoma, der dem Abbruch der lebenserhaltenden Maßnahmen zugestimmt hatte, auf. Damit war der Bereich der passiven Sterbehilfe auch auf Patienten, bei denen der eigentliche Sterbeprozess noch nicht eingesetzt hat, erweitert worden.

Als Folge kam es 1998 erneut zu einer Überarbeitung der Vorgaben der Bundesärztekammer zur ärztlichen Sterbebegleitung (Bundesärztekammer 1998). Diese erklärten nun auch die Sterbehilfe im weiteren Sinne explizit für zulässig. Erstmals benennen die Richtlinien auch palliative Maßnahmen als Behandlungsziel. Dem Patienten ein würdevolles Sterben zu ermöglichen wird darin als ärztliche Pflicht definiert. Ein weiteres Novum war, dass die rechtlichen Instrumente Patientenverfügung, Vorsorgevollmacht und Betreuungsverfügung definiert und deren Verbindlichkeit betont wurden (siehe Kapitel 5).

Eine erneute Überarbeitung erfolgte 2004 (Bundesärztekammer 2004). Dabei handelt es sich um die bei Drucklegung dieses Buches gültige Version. Im Vergleich zur vorhergehenden Fassung wird darin betont, dass zu der auf jeden Fall zu leistenden Basisversorgung zwar das Stillen des subjektiven Hunger- und Durstempfindens zu rechnen sei, dass deshalb der Patient aber nicht zwangsläufig ernährt und mit Flüssigkeit versorgt werden müsse. Damit reagierte die Bundesärztekammer auf die mitunter noch immer strittige Frage, wie mit der künstlichen Ernährung am Lebensende oder angesichts einer schweren Erkrankung umzugehen sei.

Zentrale Inhalte der Grundsätze der Bundesärztekammer zur ärztlichen Sterbebegleitung von 2004

- Die ärztliche Pflicht zur Lebenserhaltung kann unter bestimmten Umständen zu Gunsten einer medizinischen Begleitung im Sterben zurücktreten.
- Zulässig sind folgende Formen der Sterbehilfe: passive, indirekte, freiwillige und nicht-freiwillige sowie Sterbehilfe im engeren und im weiteren Sinne.
- Aktive Sterbehilfe und die Tötung auf Verlangen sind in keinem Fall zulässig.
- Die ärztliche Beihilfe zur Selbsttötung „widerspricht dem ärztlichen Ethos" (Bundesärztekammer 2004, C-1040).
- Maßgeblich für die Behandlungsentscheidung ist der Wille des Patienten. Bei nicht einwilligungsfähigen Patienten ist die Patientenverfügung für den Arzt bindend, sofern diese die tatsächlich eingetretene Situation beschreibt und keine Anhaltspunkte für eine nachträgliche Änderung des Willens erkennbar sind.
- Bei Patienten mit schweren zerebralen Schädigungen kann die Dauer eines Komas nicht maßgeblich für die Entscheidung über einen Behandlungsabbruch sein.
- Nahrungs- und Flüssigkeitszufuhr sind nicht zwangsläufig Bestandteile der Basisbetreuung. Das subjektive Hunger- und Durstempfinden muss aber gestillt werden.
- Ärzte sind zur konsensualen Entscheidungsfindung unter Einbeziehung von ärztlichen und pflegenden Kollegen angehalten.

Die Rechtslage im europäischen Ausland

Die rechtliche Regelung zur Sterbehilfe in Deutschland ist nicht unumstritten. Kritiker wie auch Befürworter verweisen dabei auf die Situation im benachbarten Ausland – vor allem in den Niederlanden, in Belgien und in der Schweiz –, um damit ihre eigenen Argumente zu untermauern. Deswegen sollen diese, von der deutschen Rechtslage abweichenden, Regelungen hier überblicksartig vorgestellt werden.

Niederlande. In den Niederlanden wird unter dem Begriff Euthanasie die freiwillige oder auch nicht-freiwillige aktive Sterbehilfe verstanden.

Darüber hinaus gibt es die Bezeichnung Lebensbeendigung ohne Verlangen für die Fälle unfreiwilliger aktiver Sterbehilfe, in denen also gegen den Willen des Patienten – oder ohne diesen zu erfragen – gehandelt wurde. Seit dem 1.4.2002 existiert ein Gesetz, das die aktive Sterbehilfe und die Beihilfe zur Selbsttötung – beide werden juristisch gleich behandelt – unter bestimmten Voraussetzungen erlaubt (Jochemsen 2004; Oduncu / Eisenmenger 2002). Dieses enthält folgende Punkte:

- Der Zustand des Patienten ist aussichtslos und das Leiden ist unerträglich.
- Der Patient muss seinen Sterbewunsch entsprechend den Vorgaben des Informed Consent (siehe Kapitel 4) formulieren.
- Der Patient muss über Alternativen (z.B. Palliativpflege) aufgeklärt worden sein.
- Der Sterbewunsch kann auch im Vorfeld in Form einer Patientenverfügung geäußert werden.
- Aktive Sterbehilfe darf nach Einwilligung der Eltern auch an Minderjährigen praktiziert werden; bei Jugendlichen über 16 Jahre ist deren Einwilligung nicht erforderlich, aber sie sollen in den Entscheidungsprozess einbezogen werden.
- Ein zweiter Arzt muss den Zustand des Patienten und den Entscheidungsprozess begutachten.
- Die Lebensbeendigung muss mit aller medizinischen Sorgfalt durchgeführt werden.
- Die Fälle aktiver Sterbehilfe müssen – im Nachhinein – einer übergeordneten Ethikkommission gemeldet werden.
- Der Bericht des Pathologen muss zusätzlich auch an die Staatsanwaltschaft gehen.
- Zur aktiven Sterbehilfe und zur Beihilfe zur Selbsttötung sind nur niederländische Staatsbürger zugelassen.

Die Praxis der aktiven Sterbehilfe hat in den Niederlanden eine längere Geschichte. Bereits 1995 existierte eine Regelung, gemäß der die aktive Sterbehilfe unter ähnlichen Voraussetzungen wie den derzeit gültigen nicht strafrechtlich geahndet wurde. Daher gibt es mittlerweile auch einige Studien, die auf anonymen Umfragen unter den Ärzten basieren und die so die dortige Praxis untersuchen.

Dabei hat sich herausgestellt, dass die Anzahl der Fälle, in denen aktive Sterbehilfe ohne Einwilligung des Patienten verübt wurde, erschre-

ckend hoch ist: 1995 und 2001 betrugen sie den Umfragen zufolge 0,7 %
der Gesamtsterberate in den Niederlanden und immerhin noch 0,4 %
im Jahre 2005 (van der Heide et al. 2007; Ontwuteaka-Philipsen et al.
2003). Das deutet darauf hin, dass der Patientenschutz trotz der *Sorgfaltskriterien* nicht vollständig gewährleistet werden konnte. Die Befürchtung, dass durch eine Legalisierung der Tötung auf Verlangen auch
die Tötung ohne Verlangen wahrscheinlicher werde, hat sich laut dieser
Umfragewerte dagegen nicht bestätigt (Nationaler Ethikrat 2006).

Zudem gibt es eine nennenswerte Anzahl von Fällen, in denen der
Tötungsvorgang nicht komplikationslos verlief. 1995 geschah dies laut
einer Umfrage bei 648 Patienten (Oduncu / Eisenmenger 2002). Die
Hoffnung, auf diesem Wege einen weniger qualvollen Tod zu erleiden,
relativiert sich dadurch. Und auch die Dunkelziffer, also jene Fälle, die
nicht behördlich gemeldet wurden, gilt als sehr hoch: 1990 wurden vermutlich nur 18 % aller Sterbehilfefälle gemeldet, 1995 waren es bereits
41 % und 2001 54 % (Oduncu / Eisenmenger 2002; Finger 2004). Trotz
steigender Tendenz wurde nur etwa die Hälfte aller Fälle zu Protokoll
gebracht. Bei allen anderen konnten die Sorgfaltskriterien also nicht
greifen.

In der deutschen Diskussion wird oft die Befürchtung geäußert, dass
die Legalisierung der aktiven Sterbehilfe einen so genannten *Damm-
brucheffekt* bewirken könnte. Die Daten aus den Niederlanden lassen
das aber wenig wahrscheinlich erscheinen (Ruß 2002). Der Anteil durch
aktive Sterbehilfe Verstorbener an der Gesamtsterberate betrug 2001
2,6 % und 2005 1,7 %; für die Beihilfe zur Selbsttötung sank der Anteil
von 0,2 % im Jahre 2001 auf 0,1 % im Jahre 2005. Dagegen nahmen die
Fälle von Sedierung am Lebensende im selben Zeitraum zu: von 5,6 %
auf 7,1 % (van der Heide et al. 2007). Wie immer bei Umfragen kann
auch hier eine gewisse Dunkelziffer nicht ausgeschlossen werden (Klinkhammer 2004). Dennoch ist zu vermuten, dass die letztgenannte Behandlungsform zunehmend als Alternative zur vorzeitigen Tötung
wahrgenommen wird: Statt ein Leben angesichts unbeherrschbaren
Leids vorzeitig zu beenden, wird nun offenbar öfter auf die Möglichkeit
zurückgegriffen, das Bewusstsein des Betroffenen in seiner letzten Lebensphase auszuschalten.

Belgien. Als zweites europäisches Land hat Belgien die aktive Sterbehilfe
zugelassen. Das entsprechende Gesetz wurde im Mai 2002 verabschiedet.
Anders als in den Niederlanden regelt dieses Gesetz aber nur die aktive
Sterbehilfe und nicht die Beihilfe zum Suizid. Auch nach der belgischen

Regelung macht sich der Arzt nicht strafbar, wenn er bei der Tötung seines Patienten u. a. folgende Sorgfaltskriterien beachtet (Kipke 2004):

- Die Krankheit ist unheilbar, weit fortgeschritten und führt zu andauernden körperlichen und seelischen Qualen. Das schließt auch psychische Erkrankungen ein.
- Der Sterbewillige muss volljährig sein und seine Entscheidung gemäß dem Informed Consent (siehe Kapitel 4) getroffen und schriftlich festgehalten haben.
- Arzt und Patient müssen im Vorfeld mehrere beratende Gespräche führen, die in einem bestimmten zeitlichen Abstand zu erfolgen haben.
- Ein zweiter Arzt muss den Zustand des Patienten begutachten. – Steht der Tod nicht unmittelbar bevor, dann ist noch ein dritter Arzt zu konsultieren.
- Der Patient muss über Alternativen (z. B. Palliativpflege) aufgeklärt worden sein.
- Angehörige und andere nahe stehende Personen sollen – in Absprache mit dem Patienten – in den Entscheidungsprozess mit einbezogen werden.
- Der Sterbewunsch kann auch im Vorfeld im Beisein zweier Zeugen in Form einer Patientenverfügung geäußert werden. Diese muss alle fünf Jahre erneuert werden. Solche Vorausverfügungen sollen zukünftig in einem staatlichen Register zentral gesammelt werden.
- Die Lebensbeendigung muss mit aller medizinischen Sorgfalt durchgeführt werden.
- Die Fälle aktiver Sterbehilfe sind – im Nachhinein – einer übergeordneten Ethikkommission zu melden.

Auch wenn in Belgien die Tötung auf Verlangen bis noch vor wenigen Jahren verboten war, bot die Praxis ein ganz anderes Bild: Aktive Sterbehilfe wurde auch hier ähnlich häufig durchgeführt wie in den benachbarten Niederlanden. Tötungen gegen den Willen des Patienten fanden in Belgien sogar deutlich häufiger als im Nachbarland statt: Allein in Flandern waren es 1998 3,2 % der Gesamtsterberate (Deliens et al. 2000). Das wird oftmals damit begründet, dass in Belgien das paternalistische Handlungsmuster dominanter sei als in den Niederlanden (Oduncu / Eisenmenger 2002).

Schweiz. Im schweizerischen Strafrecht ist die Beihilfe zum Suizid unter bestimmten Voraussetzungen nicht strafbar. In Artikel 115 heißt es: „Wer aus selbstsüchtigen Beweggründen jemanden zum Selbstmorde verleitet oder ihm dazu Hilfe leistet, wird, wenn der Selbstmord ausgeführt oder versucht wurde, mit Freiheitsstrafe bis zu fünf Jahren oder Geldstrafe bestraft." (Art. 115 StGB-Schweiz) Daraus lässt sich ableiten, dass – sofern keine „selbstsüchtigen Beweggründe" vorliegen –, die Beihilfe zum Suizid gestattet sei.

Die Schweizerische Akademie der Medizinischen Wissenschaften (SAMW) konkretisiert dies 2004 (SAMW 2004). Zwar stellt sie – wie auch die Bundesärztekammer – fest, dass die Aufgaben des Arztes in Heilung, Linderung und Begleitung bestehen. Doch räumt sie ein, dass die Achtung der Selbstbestimmung des Patienten den Arzt in eine Konfliktsituation führen kann; beispielsweise, wenn ihn der Patient um Hilfe bei der Beendigung seines Lebens bittet. Anders als die Bundesärztekammer gesteht die schweizerische Standesvertretung den Ärzten somit zu, aufgrund einer „persönlichen Gewissensentscheidung" im Einzelfall die geforderte Beihilfe zu leisten. Voraussetzung ist allerdings, dass der Arzt dabei folgende Sorgfaltskriterien beachtet:

- Dem Patienten bleibt aufgrund seiner Erkrankung nur wenig Lebenszeit. Das entspricht der „Sterbehilfe im weiteren Sinne".
- Der Patient wurde über Alternativen, wie sie beispielsweise die Palliativmedizin bietet, aufgeklärt bzw. hat diese auch erprobt.
- Der Patient hat im Sinne des Informed Consent (siehe Kapitel 4) zugestimmt, und eine dritte Person hat überprüft, dass die Bedingungen des Informed Consent erfüllt waren.
- Der Entscheidungsprozess muss dokumentiert und der Fall nach Todeseintritt behördlich gemeldet werden.
- Die zum Tode führende Handlung muss vom Patienten selbst ausgeführt werden.

Auch Patienten mit psychischen Störungen darf die Beihilfe zum Suizid gewährt werden, sofern dem Sterbewunsch eine selbstbestimmte, wohlüberlegte und dauerhafte Entscheidung zu Grunde liegt und dieses auch durch ein psychiatrisches Gutachten nachgewiesen werden kann (Schwarzenegger 2007).

Die Beihilfe zur Selbsttötung wird in der Schweiz von vier Organisationen durchgeführt, die nach eigenen Aussagen uneigennützig handeln, die aber gleichwohl sehr umstritten sind: Dignitas, Exit Deutsche Schweiz, Exit A. D. M. D. Suisse romande und Exit international. Die

Anzahl der assistierten Suizide in der Schweiz hat in den letzten Jahren stark zugenommen: Von unter 50 Fällen im Jahr 1990 auf über 300 im Jahr 2005. Unter den Sterbewilligen befanden sich auch viele Ausländer. Vor allem deren Anteil an der Gesamtzahl der Fälle ist stark angewachsen, was zu einer Debatte um den so genannten Sterbetourismus führte (Schwarzenegger 2007; Grill 2005).

Diskussionen um die Rechtslage zur Sterbehilfe in Deutschland

Kernaussage

Die Diskussionen um die rechtliche Regelung der Sterbehilfe behandeln v. a. drei Aspekte: Erstens wird die gesetzliche Regelung angemahnt; zweitens wird die ausdrückliche Zulassung der Beihilfe zur Selbsttötung gefordert und drittens die Legalisierung der aktiven Sterbehilfe verlangt.

Wie bereits dargelegt, ist die Rechtslage zur Sterbehilfe in Deutschland nicht ausdrücklich gesetzlich geregelt, aber durch die Rechtsprechung und durch die berufsständischen Regelungen vorgegeben. Teilweise wird auch die Forderung nach einer Legalisierung der aktiven Sterbehilfe erhoben. Die Zulässigkeit von passiver und indirekter Sterbehilfe wird, vorausgesetzt der Patient stimmt dieser ausdrücklich oder mutmaßlich zu, kaum angezweifelt. Regelungsbedarf besteht daher nur in Detailfragen, z. B. ob und unter welchen Bedingungen es der Zustimmung durch das Vormundschaftsgericht bedarf. Einzig wirklich strittiger und derzeit viel diskutierter Aspekt ist die Gültigkeit von Patientenverfügungen und die gesetzliche Sicherung der Patientenautonomie auch im Zusammenhang mit Entscheidungen am Lebensende. Darauf werden wir im folgenden Kapitel ausführlich eingehen.

Für Unmut sorgt auch die umstrittene Rechtslage zur Beihilfe zur Selbsttötung. Auch wenn diese nicht eindeutig strafbar ist, so laufen Gehilfen doch Gefahr, sich verschiedener Vergehen schuldig zu machen. Insbesondere Ärzte haben die berufsethische Ablehnung zu befürchten und die Position der Bundesärztekammer zu beachten. Befürworter des assistierten Suizids fordern daher eine eindeutige rechtliche Regelung beispielsweise nach Schweizer Vorbild – zum Schutze der Gehilfen und aus Respekt vor der Entscheidung der Sterbewilligen (DGHS 2004).

Es gibt nur wenige Stimmen, die einer eigenverantwortlichen Entscheidung, angesichts einer schweren Erkrankung und damit verbundenen starken Leids das eigene Leben vorzeitig beenden zu wollen, grundsätzlich ihre Zulässigkeit absprechen. Dabei handelt es sich v. a. um christliche Positionen (z. B. Kähler 2007). Die organisierte Beihilfe zur Selbsttötung, wie sie beispielsweise der Schweizer Verein Dignitas anbietet, wird dagegen von vielen Seiten kritisiert: Zum einen gilt die „professionalisierte Hilfe zur Selbsttötung" als unethisch, zum anderen wird in Frage gestellt, dass solche Hilfsangebote ausschließlich uneigennützig erfolgen (Deutscher Juristentag 2006).

Befürworter einer ausdrücklichen Legalisierung der Beihilfe zur Selbsttötung argumentieren dagegen, dass den Betroffenen andernfalls nur die Möglichkeit bliebe, die gewünschte Hilfe in der Schweiz in Anspruch zu nehmen. Sie müssten also zur Beendigung ihres Lebens (und ihres Leids) in die Fremde fahren. Dieser „Sterbehilfetourismus" wird als unwürdig bezeichnet und als Legitimation für die Forderung nach eindeutiger Legalisierung der Beihilfe zur Selbsttötung benutzt (Grill 2005).

Auch wenn über die Unzulässigkeit aktiver Sterbehilfe in Deutschland unter Medizinern, Juristen und Politikern weitgehend Konsens herrscht, besteht nach wie vor eine Debatte über diese Einschätzung. Die beiden wichtigsten Argumente für die Befürwortung einer aktiven Sterbehilfe sind erstens die Annahme, dass diese Art der Tötung in bestimmten Situationen ein Akt der Nächstenliebe sei, und zweitens, dass Menschen autonom seien und somit auch über ihr Ende selbst bestimmen könnten (Benzenhöfer 1999, 206).

Gegen die Befürwortung der aktiven Sterbehilfe werden verschiedene Kritikpunkte geäußert: Zunächst einmal besteht die Gefahr des Missbrauchs. Die Erfahrungen aus Belgien und den Niederlanden zeigen, dass eine gesetzliche Tötungsduldung auch dann zur Tötung von Menschen führen kann, wenn diese nicht für sich sprechen können und ein expliziter Sterbewunsch nicht gegeben ist. Offenbar kann Mitleid und die Überforderung im Umgang mit stark pflegebedürftigen Menschen tödlich werden und dazu führen, dass bei manchen Menschen die Lebensqualität verneint und ihnen das Lebensrecht damit abgesprochen wird (Dörner 2002, 175; Sauter 2003). Ein anderer Kritikpunkt thematisiert das Leben des Kranken in ignoranter oder überforderter Umgebung: Demnach gilt der Wunsch nach aktiver Sterbehilfe als Versagen der Gesellschaft, die es dem Sterbewilligen nicht ermöglichen konnte, die ihm verbleibende Zeit erfüllt, umsorgt, angenommen und weitestgehend frei von körperlichem Leid zu verleben (Jepsen 2005).

Es stellt sich zudem die Frage, ob es ein Recht auf einen selbstbestimmten Tod geben kann und ob der Staat in der Pflicht ist, ein solches Recht zu schützen und Mittel zu dessen Verwirklichung bereitzustellen. Nach gängiger Meinung kommt dem Staat die Aufgabe zu, die Autonomie der Bürger auch in Bezug auf Entscheidungen am Lebensende zu sichern. Aber gilt das auch für die aktive Sterbehilfe? Christliche Positionen lehnen es grundsätzlich ab, über das Leben und v. a. dessen Beendigung frei zu verfügen. Und selbst wenn man die aktive Sterbehilfe angesichts starken Leids als richtig anerkennt, so stellen sich doch das Problem der *Grenzziehung* und andere Fragen: Wann ist Leid so stark, dass es eine Tötung rechtfertigt, und wurden wirklich alle Möglichkeiten zur Linderung ausgeschöpft?

Literatur

Nationaler Ethikrat 2006; Oduncu / Eisenmenger 2002

Würde und Selbstbestimmung

4

Würde und Selbstbestimmung sind nicht nur im Zusammenhang mit medizinischen Fragen am Ende des Lebens zwei wichtige Orientierungspunkte, werfen aber besonders in dieser Situation die Frage auf, wie sie aufrechterhalten werden können. Im Folgenden soll zunächst der Würdebegriff diskutiert werden; sodann werden die komplexen Beziehungen zwischen Arzt und Patient erörtert, die einer Selbstbestimmung des Patienten entweder Raum gewähren oder sie gefährden.

Was bedeutet Würde im Zusammenhang mit dem Sterben?

Die Würde ist ein hohes ethisches Gut. Ihr wird im Grundgesetz wie auch in den beruflichen Ethikkodizes der Heil- und Pflegeberufe eine zentrale Bedeutung beigemessen. Artikel 1 Absatz 1 des Grundgesetzes – „Die Würde des Menschen ist unantastbar" – dient ihrem Schutz. Doch was genau beinhaltet der Ausdruck, und was gefährdet die Achtung der Würde? Die Diskussionen dazu sind reichhaltig. Wir wollen uns hier ausschließlich auf die Situationen am Ende des Lebens beziehen.

Der Begriff Würde hat eine mehrfache Bedeutung. Erstens bezeichnet er ein *Wesensmerkmal des Menschen*: Der Menschenwürde kommt ein *Absolutheitsanspruch* zu, was durch den eben zitierten Grundgesetzartikel ausgedrückt wird. Zweitens beschreibt der Begriff die *sittliche Qualität einer Handlung*. So kann ein Handeln würdevoll oder auch würdelos sein. Und schließlich kann ein Mensch durch äußere Umstände oder durch die Handlungen Dritter entwürdigt werden, wenngleich er dadurch seine generelle Menschenwürde nicht einbüßt.

Vor allem der letzte Aspekt ist im Zusammenhang mit den ethischen Fragen am Lebensende von Bedeutung. Schwer Erkrankte befinden sich in einer besonderen Situation, die sich von ihren bisherigen Lebensumständen deutlich unterscheidet und in der sie in vielfältiger Weise von ihrer Umwelt abhängig werden. Dadurch können Zustände entstehen, die von den Betroffenen als entwürdigend wahrgenommen werden. Pflegende, Angehörige und Mediziner sind demnach gehalten, mit einem wachen Auge für die Bedürfnisse des Erkrankten solche Situationen zu vermeiden.

Doch auch nach dieser Differenzierung bleibt unklar, was genau Würde in einer konkreten Situation ausmacht. Schwerkranke werden darüber möglicherweise anders urteilen als gesunde und mitten im Leben stehende Menschen; die Ängste Gesunder sind andere als die Ängste Kranker (Böke 2007). Der Begriff muss also im jeweiligen Kontext erst mit Inhalt gefüllt werden.

> **Kernaussage**
>
> **Die Bedingungen für das Vorhandensein von Würde werden von Menschen je nach Lebenssituation unterschiedlich wahrgenommen.**

Die Faktoren, die das Würdeempfinden schwerkranker Patienten beeinflussen, lassen sich in drei Gruppen zusammenfassen (nach Mehnert / Chochinov 2006):

1. Einschränkungen und Belastungen, die durch die Erkrankung selbst entstehen, z. B.

- Symptombeschwerden
- Verlust kognitiver Fähigkeiten
- Einschränkung der Unabhängigkeit

2. Perspektive der Betroffenen, z. B.

- Einstellung zu den krankheitsbedingten Einschränkungen
- Verhaltensstrategien, um der neuen Situation zu begegnen

3. Positionen der sozialen Umgebung, z. B.

- Verletzung individueller Grenzen im Rahmen von Pflege und Behandlung
- Unterstützung oder fehlende Unterstützung
- Belastung für andere
- Sorge um Angehörige

Alle genannten Faktoren können die subjektiv empfundene, aber auch die durch Dritte wahrgenommene Würde der Betroffenen verletzen. Sie können dies tun, müssen es aber nicht. Es handelt sich bei der obigen Übersicht um eine empirisch begründete Strukturierung verschiedener Wahrnehmungs- und Handlungsoptionen. In ihrer Gesamtheit verdeutlichen sie, wie leicht schwer kranke Menschen sich in ihrer Würde verletzt sehen können. Der fortschreitende Verfall der körperlichen und geistigen Kräfte, verbunden mit einer zunehmenden Abhängigkeit von fremder Hilfe und medizinischer Behandlung, kann als Auflösung des Menschseins verstanden werden (Ankermann 2004, 20).

Würde ist also eng mit selbstbestimmtem Handeln verbunden. Die Einschränkungen, die Alter und Krankheit mit sich bringen, können als Beeinträchtigung der Selbstbestimmung und somit als Würdeverlust wahrgenommen werden. Mitunter dient dies als Argument für die aktive Sterbehilfe.

Weitere Dynamik erhält das Spannungsverhältnis von (Menschen-) Würde und Autonomie im Zusammenhang mit dem Suizid (Zwierlein 2004). Ist die Selbsttötung als Ausweg aus einer unerträglichen und entwürdigenden Lebenssituation ein Ausdruck höchster menschlicher Freiheit und damit der Aufrechterhaltung von Würde? Dem läge ein sehr eng gefasstes Verständnis von Würde zu Grunde. Das Gelingen einer aktiven und selbstbestimmten Lebensgestaltung sollte an den jeweiligen physischen und psychischen Möglichkeiten bemessen werden; ein eingeschränkter Handlungsrahmen bedeutet deshalb nicht zwangsläufig eine Einschränkung von Autonomie und somit Würde (Bormann 2002).

Das Beziehungsgeflecht zwischen Ärzten, Pflegenden, Patienten und Angehörigen

Die Bedeutung von Pflegenden und Angehörigen (und manchmal verbindet sich auch beides in einer Person) im Prozess der Entscheidungsfindung rückte in den vergangenen Jahren auch bei Fragen am Ende des Lebens immer mehr ins allgemeine Bewusstsein. So mahnt beispielsweise die Bundesärztekammer seit 1998 in ihren „Grundsätzen zur ärztlichen Sterbebegleitung" zu einer durch Ärzte und Pflegende einvernehmlich getroffenen Entscheidung (Bundesärztekammer 1998; Bundesärztekammer 2004). Die Entscheidungsprozesse finden also in einem *Beziehungsgeflecht* statt. Gleichwohl kommt Ärzten und Patienten in dieser Konstellation eine herausragende Rolle zu; Erstere verantworten die medizinischen Maßnahmen, und Letztere haben dabei den doppelten Anspruch sowohl auf Autonomie als auch auf Fürsorge. Daher steht die Arzt-Patient-Beziehung im Mittelpunkt der nachfolgenden Überlegungen. Pflegende und Angehörige werden wir hier nur in ihrer Bedeutung für diese Beziehung thematisieren und auf beide Gruppen dann in Kapitel 6 ausführlicher eingehen. Zudem treffen die hier vorgestellten Modelle streng genommen nicht auf die Situation in Krankenhäusern zu, wo aus organisatorischen oder fachlichen Gründen ein Patient in der Regel von mehreren Ärzten behandelt wird und demnach genau genommen eine Ärzte-Patient-Beziehung entsteht (Köhler / van Oorschot 2007). Um das komplexe Beziehungsgeflecht darstellbar zu machen, behalten wir im Folgenden das vereinfachte Modell bei.

Die Arzt-Patient-Beziehung. Aus der Vielzahl von Ansätzen zu diesem Verhältnis stellen wir hier zwei aktuelle vor, deren beiden Schwerpunkte einander ergänzen. Der erste Ansatz orientiert daran, wie beide Partner in den Entscheidungsfindungsprozess eingebunden sind. Dazu beschreiben Emanuel und Emanuel 2000 vier idealtypische Modelle:

- paternalistisches Modell
- informatives Modell
- interpretatives Modell
- deliberatives Modell

Im paternalistischen wie im informativen Modell wird die Entscheidung über die medizinischen Maßnahmen eigentlich nur von einer der beteiligten Seiten getroffen: beim paternalistischen Modell vom Arzt und beim informativen vom Patienten – jedoch erst nach Aufklärung durch den Arzt, was somit auch eine Vorentscheidung durch den Arzt bedeuten kann (Dichgans 2000, 89). Insofern ist auch die jeweilige *Verantwortlichkeit* in beiden Fällen klar definiert. Beide Modelle gehen von eindeutig feststehenden *Kriterien für das Patientenwohl* aus.

Das interpretative und das deliberative Modell sehen bei der Entscheidungsfindung über medizinische Maßnahmen dagegen eine *Interaktion* zwischen Arzt und Patient vor. Beide Modelle basieren zudem auf einer weniger eindeutigen Vorstellung vom Patientenwohl. Es wird angenommen, dass mehrere und teilweise auch miteinander konkurrierende *Wertvorstellungen* existieren können und dass diese dem Patienten nicht immer bewusst sind. Während nun das interpretative Modell einen moralisch suchenden und unentschlossenen Patienten vorsieht, geht das deliberative Modell von einem Patienten mit klaren moralischen Positionen aus. In beiden Modellen wird der Arzt mit der Funktion versehen, den Patienten nicht nur über die möglichen medizinischen Maßnahmen zu informieren, sondern auch zur Erörterung dessen, was als Patientenwohl betrachtet wird, maßgeblich beizutragen. Im interpretativen Modell tritt der Arzt als Berater oder auch Therapeut auf, der dem Patienten hilft herauszufinden, welche Auffassung vom eigenen Wohlergehen er angesichts der medizinischen Ausganglage teilt. Dagegen wird im zweiten Fall angenommen, dass der Patient qua seiner klaren Orientierung zur eigentlichen Entscheidungsfindung selbst befähigt ist.

Der zweite Ansatz, der hier erörtert werden soll, stellt die Rollen, die Arzt und Patient in ihrer Beziehung zueinander einnehmen können, in den Vordergrund (Dörner 2001, 73–80). Er geht aus von drei Dimensionen einer Beziehung:

- Subjekt-Objekt-Dimension
- Subjekt-Subjekt-Dimension
- Objekt-Subjekt-Dimension

Die erste Dimension (Subjekt – Objekt) beschreibt eine *hierarchische Beziehung* zwischen Arzt und Patient, die vergleichbar ist mit dem oben beschriebenen paternalistischen Verhältnis: Der Arzt besitzt einen Vorsprung an Fachwissen, Kompetenz und dadurch an Macht; der Patient vertraut sich ihm an, und der Arzt therapiert ihn im Gegenzug. Diese Dimension beschreibt ein Dienstleistungs- und auch ein Abhängigkeitsverhältnis, in dem die dominierende Seite nicht veranlasst ist, sich in die abhängige Seite hineinzudenken. Angesichts unseres heutigen Bewusstseins für Patientenrechte erscheint diese Dimension ebenso wie die paternalistische Arzt-Patient-Beziehung nicht mehr der aktuellen Sichtweise zu entsprechen. Der Einwand gilt bei genauerer Betrachtung aber nur für jene Erkrankungen, die eine längere Begleitung des Patienten durch den Arzt notwendig machen, wodurch beide zueinander in eine Beziehung treten. Leichtere oder kurzlebigere Erkrankungen, bei denen die ärztliche Maßnahme tatsächlich eher den Charakter einer Dienstleistung trägt, können durchaus im Sinne der Objekt-Subjekt-Dimension durchgeführt werden.

Die zweite Dimension (Subjekt – Subjekt) beschreibt die Beziehung zweier *gleichberechtigter* Partner, die die gleichen Interessen verfolgen, nämlich die Behandlung und bestenfalls die Heilung eines krankhaften Zustandes. Dieser Ansatz greift besonders bei schwerwiegenden und länger andauernden Erkrankungen, die eine andere Beziehung zwischen Arzt und Patient als bei einem nur kurzen Kontakt entstehen lassen. Dieser Vorstellung eines partnerschaftlichen Miteinanders gilt dann auch die Kritik.

Der partnerschaftlichen Subjekt-Subjekt-Dimension wird als Variante daher die *gegnerschaftliche* entgegengesetzt. Dem liegt die Annahme zu Grunde, dass eine ernste Erkrankung immer eine existenzielle Verunsicherung für den Patienten bedeutet und beide Partner daher grundsätzlich gar nicht gleichberechtigt sein können. Denn auch Ärzte sind von dem schweren Leid ihrer Patienten existenziell betroffen – wenn auch in einer gänzlich anderen Weise (Wettreck 2001b). Den anderen mit dieser gegensätzlichen Wahrnehmung ernst zu nehmen drückt gleichzeitig aber auch Respekt vor seiner Würde als Mensch aus und schafft so eine Basis für das Finden einer einvernehmlichen Entscheidung.

Die dritte Dimension (Objekt – Subjekt) interpretiert die ärztliche Haltung vom Anspruch „des anderen", also des Patienten her. Damit ist gemeint, dass der Arzt die eigene Person und die eigenen Befindlichkeiten zurückzustellen sucht und sich dadurch ganz den Bedürfnissen des Patienten öffnet. Diese Dimension drückt eine Haltung der Fürsorge aus. Die Bedürfnisse des Patienten dienen dem Arzt als Handlungsmaxime.

Diese Beschreibungen der Arzt-Patient-Beziehung ist noch durch einen Aspekt zu ergänzen: Der Ausdruck „Neopaternalismus" bezeichnet eine ärztliche Informationspraxis, die bewusst oder unbewusst auf den Meinungsbildungsprozess des vermeintlich autonom entscheidenden Patienten maßgeblichen Einfluss nimmt (Feuerstein / Kuhlmann 1999, 12). Für diese Variante fällt in der Diskussion auch die Bezeichnung negativer Paternalismus – in Abgrenzung zum positiven Paternalismus, der davon ausgeht, dass der Patient angesichts einer schweren Erkrankung gar nicht in der Lage sei, seine Autonomie in vollem Umfang auszuüben, und die ärztliche Fürsorge daher auch in Form einer Vorentscheidung über Behandlungsoptionen ausgeübt werden könne (Damm 2002).

Kernaussage

Die Arzt-Patient-Beziehung wird mit verschiedenen Modellen dargestellt: Eines beschreibt die Beteiligung beider am Entscheidungsprozess, ein anderes, welche Rollen beide in ihrem Verhältnis zueinander einnehmen können.

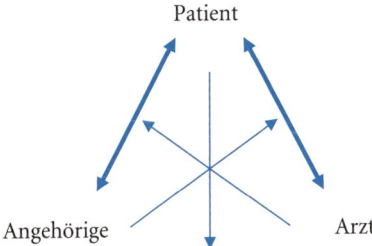

Abbildung 1: Behandlungsdreieck (Cierpka et al. 2001, 111)

Die Rolle der Angehörigen. Vor allem im Falle einer schwerwiegenden oder chronischen Erkrankung wird auch die Rolle der Angehörigen in dem Beziehungsgeflecht zwischen Arzt und Patient bedeutsam. Abbildung 1 verdeutlicht, in welcher Weise die Arzt-Patient-Beziehung durch das Hinzutreten einer dritten Partei dynamisiert wird.

Erstens stellen Angehörige eigene Beziehungspersonen dar, die zwar erst aufgrund ihrer Verbundenheit zum Patienten in Kontakt mit dem Arzt treten, der dann aber einer eigenen Dynamik unterworfen ist (Dörner 2001, 139–169). Zweitens erweitern sie die bereits beschriebene Arzt-Patient-Beziehung um eine dritte Dimension (Cierpka et al. 2001, 111–135). Dieses Konzept bedeutet die Einbeziehung des sozialen Umfeldes in die bis dahin auf den medizinischen Sachverhalt konzentrierte Arzt-Patient-Beziehung. Alle Beteiligten sind nun als partiell unbeteiligte Dritte in der Lage, einen Einfluss auf die Beziehung zwischen den beiden übrigen Parteien auszuüben.

Die Rolle der Pflegenden. Den Pflegenden kommt in dem Beziehungsgeflecht zwischen Patient, Angehörigen und Arzt eine besondere Rolle zu. Sie handeln sowohl auf ärztliche Anweisung als auch nach Maßgabe der pflegerischen Standards. So haben sie teils eine ausführende, teils eine eigenverantwortliche Position. Ärztliche Entscheidungen zu Sterbehilfemaßnahmen haben sie also nicht juristisch zu verantworten, müssen sie aber dennoch mit dem geltenden Recht, ihren Moralvorstellungen und ihrem Berufsethos vereinbaren können.

Prominente Fälle aus der Rechtsprechung zeigen, dass es in der Praxis zwischen Ärzten und Pflegenden immer wieder zu unterschiedlichen Auffassungen über medizinische Maßnahmen am Ende des Lebens kommt. Beispiele sind der „Kemptener Fall" (BGH, Urteil vom 13.9.1994 – 1 StR 357/94) und der „Fall Traunstein" (OLG München, Urteil vom 13.2.2003 – 3 U 5090/02). In beiden Fällen weigerten sich Pflegende, die ärztlichen Anweisungen zu Maßnahmen passiver Sterbehilfe auszuführen.

Durch pflegerische Fürsorge entsteht sowohl in physischer als auch in emotionaler Hinsicht eine intime zwischenmenschliche Beziehung (Pohlmann 2006), wodurch die Entscheidung für einen Behandlungsabbruch für die Pflegenden eine andere emotionale Belastung sein kann als für den Arzt. Andererseits kann gerade durch diese enge Beziehung und das Miterleiden ein eigenständiges Handeln angeregt werden, das außerhalb des moralisch Vertretbaren und rechtlich Erlaubten liegt. So wurden in der Vergangenheit wiederholt Fälle aktiver Sterbehilfe durch Pflegekräfte bekannt, in denen sich die Täter jeweils auf ihr „Mitleid" beriefen (Dörner 2002; Sauter 2003).

Durch die Angehörigen entsteht für Pflegende eine weitere Beziehungsperspektive. Ähnlich wie in der Arzt-Patient-Beziehung wird auch hier das Verhältnis zwischen Pflegenden und Patienten durch die Anwesenheit und Einbeziehung der Angehörigen dynamisiert (Kuhlmann 2004).

Auf die Möglichkeiten, die sich Pflegenden bieten, am Entscheidungsfindungsprozess im Zusammenhang mit Maßnahmen der Sterbehilfe mitzuwirken, werden wir im Kapitel 6 ausführlicher eingehen.

Kernaussage

Die Arzt-Patient-Beziehung wird durch dritte Personen – z.B. Angehörige oder Pflegende – dynamisiert.

Möglichkeiten und Grenzen autonomer Entscheidungen

Die Autonomie, also das Vermögen, selbstbestimmt zu entscheiden und zu handeln, wird als sehr wichtig für die Wahrung der Würde am Lebensende aufgefasst. Die Beschreibung des Verhältnisses zwischen Arzt und Patient geht zunächst einmal von erwachsenen und voll einwilligungsfähigen Patienten aus. Es ist jedoch eine Reihe von Zuständen denkbar, in denen der Patient nicht einwilligungsfähig ist. Das führt sowohl in rechtlicher als auch in praktischer Hinsicht zu besonderen Aus-

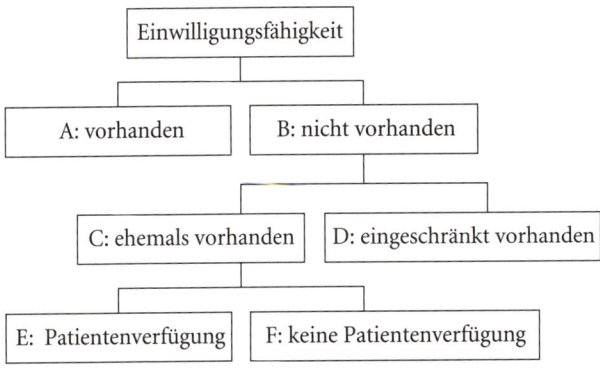

Abbildung 2: Einwilligungsfähigkeit in medizinische Maßnamen

prägungen des oben beschriebenen Verhältnisses. Daher werden wir zunächst die verschiedenen Zustände beschreiben, in denen sich ein Patient am Ende seines Lebens befinden kann.

Definition

Informed Consent: Informierte Zustimmung des Patienten zu einer medizinischen Entscheidung. Diese ist nur gegeben, wenn folgende Voraussetzungen erfüllt sind: Kompetenz, Freiwilligkeit, Informiertheit und Einwilligung.

Bei einem einwilligungsfähigen Patienten lässt sich der erklärte Wille ermitteln (Zustand A, Abbildung 2). Dabei ist der so genannte Informed Consent, d.h. eine informierte Zustimmung zu einer medizinischen Entscheidung, ein wichtiger ethischer Handlungsmaßstab. Allgemein ist festzuhalten, dass in den letzten dreißig Jahren, auch unter dem Einfluss der Bürgerrechtsbewegungen in den westlichen Nationen, das Bewusstsein für das individuelle Selbstbestimmungsrecht in der Medizin immens gewachsen ist (Baer-Henney 2002). In Deutschland leitet sich das Recht des Patienten auf Autonomie aus den Artikeln 1 und 2 des Grundgesetzes ab. Der Informed Consent ist heutzutage nicht nur in Deutschland, sondern in den meisten Ländern ein obligatorisches Prinzip (Bundesärztekammer 2006a, § 8; Weltärztebund 2004). Dieses Konzept wird in der Regel auf die Zustimmung des Patienten im Zusammenhang mit Heileingriffen oder klinischen Versuchsreihen bezogen. Es lässt sich aber auch auf den Umgang mit Schwerkranken und

Sterbenden anwenden. Der Informed Consent setzt idealtypisch die Erfüllung folgender Voraussetzungen voraus:

- Kompetenz. Das allgemeine Verständnis von Kompetenz geht von einem Bündel von Fähigkeiten aus, die es ermöglichen, eine spezifische Aufgabe zu erfüllen. Dabei sind vor allem kognitive Fähigkeiten wie Verstehen, Überlegen, Abwägen und Entscheiden nötig, aber auch das emotionale Bewerten von Handlungsalternativen. Schließlich wird auch das Vermögen zur Kommunikation, die selbstverständlich nicht unbedingt sprachlich erfolgen muss, hinzugezählt. Es ist jedoch zu beachten, dass es sich bei der Kompetenz stets um eine aufgabenspezifische, nicht um eine generelle Eigenschaft von Personen handelt. Als minimale Voraussetzung gilt, dass Kompetenz nicht mit Rationalität gleichgesetzt werden kann. Entscheidungskompetenz zeigt sich nicht im Inhalt, sondern in der Form einer Entscheidungsfindung.

- Freiwilligkeit. Die zweite Voraussetzung, die Freiwilligkeit, ist besonders umstritten. Gefordert ist, dass weder Zwang noch Fremdkontrolle auf den Patienten einwirken. Tatsächlich bestehen in der Realität aber verschiedene Einflussmöglichkeiten auf individuelle Entscheidungen. Die Art und Weise der Darlegung von Risiken oder ein – beispielsweise wegen möglicher Kosten aufgebauter – sozialer Druck können einen beträchtlichen Einfluss haben.

- Informiertheit. Das dritte Element besteht in der Informiertheit. Man kann nur dann autonom über einen Eingriff entscheiden, wenn man weiß, was dieser beinhaltet und wenn mögliche Alternativen bekannt gegeben werden. Arzt und Forscher stehen vor der Aufgabe, über alles aufzuklären und nichts zu verheimlichen. Die Informationen müssen so vermittelt werden, dass sie verstanden und bewertet werden können. Insbesondere eine angemessene Aufklärung über die eintretenden Bedingungen ist gefordert, so dass eine wirkliche Abwägung erfolgen kann.

- Einwilligung. Der letzte Bestandteil des Informed Consent ist die Einwilligung oder Autorisierung. Wird die Zustimmung z.B. zu einem körperlichen Eingriff verweigert, darf der Arzt nicht gegen den Patientenwillen handeln. Tut er es dennoch, so macht er sich der Körperverletzung schuldig (§§ 223–229 StGB). Zwar gibt es Situationen, in denen es aufgrund besonderer Umstände nicht möglich ist, eine Zustimmung einzuholen, und in denen daher aufgrund eines vermuteten Einverständnisses gehandelt werden darf. Das gilt beispielsweise für eine Notfallsituation, in der der Notarzt oder die Rettungssanitäter und Rettungsassistenten nicht die Einwilligung des Patienten einholen müssen (§ 683 BGB; Dettmeyer 2001, 43; Brose 2001, 80–91). Aber abgesehen von solchen Ausnahmefällen darf der Arzt nicht handeln, wenn der kompetente, freie und aufgeklärte Patient sein Einverständnis dazu nicht erteilt.

In der jüngsten Debatte um die gesetzliche Regelung von Patientenverfügungen wurde vor allem von Palliativmedizinern und von Kirchenkreisen wiederholt auf die ärztliche Fürsorgepflicht hingewiesen (Klie / Student 2007; Karaus 2007; Rehbock 2005). Die beiden zentralen und teilweise in Widerspruch tretenden ethischen Größen im Beziehungsgeflecht zwischen den Beteiligten an medizinischen Entscheidungen am Lebensende sind Autonomie und Fürsorge. Angesichts eines verabsolutierten Autonomiebegriffs gerät die Fürsorge zu Gunsten der Wahrung des Patientenwillens in den Hintergrund, ohne dass dabei geprüft wird, ob der Patient zur Entscheidungsfindung überhaupt in der Lage ist bzw. dadurch nicht möglicherweise überfordert wird.

Der Patient kann allerdings auf die Ausübung seines Rechts auf Selbstbestimmung freiwillig verzichten (Deutsch 1997, 99). Damit überlässt er die notwendige Entscheidung dem Arzt. Dies kann z. B. darin begründet sein, dass durch einen Entscheidungszwang eine Überforderung vorliegt. Im Zusammenhang mit dem Verzicht auf diese medizinische Selbstbestimmung wird auch über ein Recht auf Nichtwissen gesprochen, welches die individuellen Überforderungen, die durch eine Entscheidungsnotwendigkeit hervorgerufen werden könnten, abmildern soll.

Kernaussage

Die Zustimmung zu einer medizinischen Maßnahme setzt nicht die Geschäftsfähigkeit (bezieht sich auf Rechtsgeschäfte) voraus, sondern die weiter gefasste Einwilligungsfähigkeit (d. h. die Tragweite des Eingriffs muss erfasst werden).

Die Einwilligungsfähigkeit kann allerdings auch eingeschränkt sein (Abbildung 2, Zustand D). Eine Heilbehandlung ist indes kein Rechtsgeschäft, welches die Geschäftsfähigkeit voraussetzt. Für die Einwilligung in eine medizinische Behandlung muss der Betreffende lediglich aufgrund seiner „geistigen und sittlichen Reife die Bedeutung und Tragweite des Eingriffs und seiner Gestaltung" ermessen können (BGH, Urteil vom 5.12.1958 – VI ZR 266 / 57). Dieser mittlerweile knapp fünfzig Jahre alte Grundsatz gilt noch heute als maßgeblich für die Feststellung der Einwilligungsfähigkeit bei medizinischen Maßnahmen (von Harder 2004; Dettmeyer 2001) und wird auch bei Entscheidungen am Ende des Lebens angewandt (Ankermann 2004, 61–63).

Die wenig konkrete Formulierung zeigt aber auch, wie *interpretationsbedürftig* diese Vorgabe ist. Bei Volljährigen und geistig gesunden Menschen werden die genannten Kompetenzen in der Regel vorausgesetzt. Bei Kindern, aber auch bei geistig Behinderten und psychisch Erkrankten muss dagegen abhängig vom anstehenden Eingriff entschieden werden, ob diese Kompetenzen vorhanden sind oder nicht. Kann die Einwilligungsfähigkeit nicht angenommen werden, so entscheidet der gesetzliche Vormund oder Betreuer (§§ 1773–1908i BGB), bei Minderjährigen entscheiden in der Regel die Eltern (§ 1629 BGB). Über diese rechtliche Dimension hinaus ist es aber gerade bei Entscheidungen am Ende des Lebens in jedem Fall enorm wichtig, die Fragen der schwer kranken Nichteinwilligungsfähigen hinsichtlich ihrer Erkrankung offen zu beantworten, gegebenenfalls auch ihr Sterben anzusprechen und sie nach Möglichkeit in den Entscheidungsprozess mit einzubeziehen (Johannsen 2004; Bakus 2004).

Patientenautonomie in der Praxis und deren Umsetzungsprobleme

5

In den letzten Jahren sind eine Reihe rechtlicher Instrumente entwickelt worden, die die Wahrung der Patientenautonomie im ärztlichen und pflegerischen Alltag gewährleisten sollen: Patientenverfügung, Vorsorgevollmacht und Betreuungsverfügung. Obwohl deren grundsätzliche Gültigkeit mittlerweile allgemein anerkannt ist, können in der konkreten Situation doch vielfache Probleme auftreten, die dazu führen, dass vor allem die Aussagekraft einer Patientenverfügung immer wieder in Frage gestellt wird.

Instrumente zur Wahrung von Würde und Autonomie am Lebensende

In der Praxis entstehen die ethisch problematischen Situationen in Bezug auf Entscheidungen am Lebensende meist in den Fällen, in denen es sich um ehemals einwilligungsfähige Patienten handelt (Abbildung 2, Zustand C). Bei diesen sind grundsätzlich zwei Situationen denkbar:

1. Ein eindeutiger Nachweis über den Behandlungswillen fehlt, weshalb der mutmaßliche Patientenwille anhand der Aussagen von (Haus-)Arzt, Angehörigen und Freunden ermittelt werden muss (Zustand F).
2. Der Wille bezüglich zukünftiger Behandlungen wurde im Vorfeld – beispielsweise im Rahmen einer Patientenverfügung (s. u.) – nachweisbar festgehalten (Zustand E). In diesem Fall geht man davon aus, dass der erklärte Patientenwille vorliegt. Skeptiker sprechen allerdings auch in diesem Fall von einem mutmaßlichen Willen, unter anderem deshalb, weil es mitunter fraglich sei, ob die Bestimmungen der Patientenverfügung auf die eingetretene Situation anwendbar seien.

Kernaussage

Der einwilligungsfähige Patient kann seinen erklärten Willen äußern. Bei einem nicht einwilligungsfähigen Patienten muss der mutmaßliche Wille ermittelt werden. Strittig ist, ob eine Patientenverfügung den erklärten oder den mutmaßlichen Willen darstellt.

Welche Möglichkeiten gibt es, die Patientenautonomie auch über den Zeitraum der Einwilligungsfähigkeit hinaus zu gewährleisten? Dazu wurde in den vergangenen Jahren eine Reihe von Instrumenten entwickelt, nämlich:

Definition

Patientenverfügung: schriftliche oder mündliche Willensbekundung des einwilligungsfähigen Verfügenden über dessen Behandlungswünsche in medizinischen Fragen

Definition

Vorsorgevollmacht: in einer Notfallsituation sofort wirksame Vollmacht, die sich auch auf persönliche Angelegenheiten und somit auf gesundheitliche Entscheidungen bezieht

Definition

Betreuungsverfügung: für das Vormundschaftsgericht bestimmte, verbindliche Benennung einer dritten Person, die beim Eintritt der Betreuungsbedürftigkeit vom Vormundschaftsgericht als Betreuer zu bestellen ist

Patientenverfügung. Die Patientenverfügung ist die schriftliche oder mündliche Willensbekundung des einwilligungsfähigen Verfügenden über dessen Behandlungswünsche für den Fall, dass er aufgrund seiner physischen und / oder psychischen Verfassung nicht mehr in der Lage ist, Entscheidungen zu treffen. Die Patientenverfügung ist für den Arzt sowie gegebenenfalls für den Bevollmächtigten und den Betreuer verbindlich. Dies resultiert aus der höchstrichterlichen Rechtsprechung und den berufsständischen Leitsätzen (BGH, Beschluss vom 17.3.2003 – XII ZB 2 / 03; Bundesärztekammer 2007 u. 2004). Ein entsprechendes Gesetz ist derzeit in der Diskussion. Aufgrund der besseren Nachweisbarkeit sollte die Patientenverfügung schriftlich verfasst sein, bedarf aber keiner besonderen äußeren Form. Es existieren eine ganze Reihe von alternativen Bezeichnungen, z. B. Patiententestament, Patientenvereinbarung oder Vorab-Erklärung. Im medizinischen und juristischen Kontext sowie in der öffentlichen Debatte hat sich mittlerweile der Begriff Patientenverfügung durchgesetzt.

Vorsorgevollmacht. Die Vorsorgevollmacht ist die Erweiterung der rechtsgeschäftlichen Generalvollmacht auf gesundheitliche Entscheidungen. In ihr werden einer oder mehrere Bevollmächtigte ernannt, die dadurch in einer Notfallsituation alle angesprochenen, auch gesundheitsrelevanten Entscheidungen für den Vollmachtgeber treffen können. Die Bevollmächtigten werden also sofort handlungsfähig. Die Vorsorgevollmacht *muss in schriftlicher Form vorliegen* und auch die von ihr umfassten ärztlichen Maßnahmen benennen (§ 1904 Abs. 2 BGB).

Dem Vorsorgebevollmächtigten kommt eine äußert verantwortungsvolle Aufgabe zu. Er muss im Sinne des Patienten über medizinische Fragen entscheiden (§ 1901 BGB). Um ihn nötigenfalls von dieser Verantwortung zu entlasten – und um Missbrauch vorzubeugen –, bedürfen manche Entscheidungen der Zustimmung des Vormundschaftsgerichtes. Das gilt für freiheitsentziehende Maßnahmen (§ 1906 BGB) und schwerwiegende medizinische Eingriffe (§ 1904 BGB). Ob dieses auch auf Maßnahmen passiver oder indirekter Sterbehilfe zutrifft, ist umstritten (BGH, Beschluss vom 17.3.2003 – XII ZB 2 / 03; Borasio et al. 2003). Die Bundesärztekammer empfiehlt aber, das Vormundschaftsgericht einzuschalten – vor allem dann, wenn zwischen Arzt und Betreuer ein Dissens oder gar ein Konflikt besteht (Bundesärztekammer 2004 u. 2007).

Betreuungsverfügung. Die Betreuungsverfügung ist die für das Vormundschaftsgericht bestimmte, verbindliche Benennung einer dritten Person, die beim Eintritt der Betreuungsbedürftigkeit (im Falle physischer oder psychischer Erkrankung sowie geistiger oder seelischer Behinderung) vom Vormundschaftsgericht als Betreuer zu bestellen ist (§§ 1896, 1897, 1901a BGB). Im Gegensatz zur Vorsorgevollmacht wird hier also eine dritte Person nicht direkt beauftragt, sondern nur vorgeschlagen. Erst durch die gerichtliche Ernennung zum Betreuer erhält der dafür Vorgesehene die entsprechenden Befugnisse. Es handelt sich hierbei also um ein weniger kurzfristig greifendes Instrument, das aber über das Vormundschaftsgericht mehr Kontrolle von außen ermöglicht. Wie auch bei der Vorsorgevollmacht muss bei bestimmten Entscheidungen das Vormundschaftsgericht eingeschaltet werden (§§ 1904, 1906 BGB); es herrscht Uneinigkeit darüber, ob das auch für Maßnahmen der Sterbehilfe gilt.

Bis in die 1990er Jahre hinein stieß die Patientenverfügung als rechtliches Instrument bei Ärzten und auch bei Juristen auf breite Skepsis. In der Version der Richtlinien der Bundesärztekammer von 1993 wurde die Patientenverfügung zwar als eine Komponente bei der Ermittlung des mutmaßlichen Willens genannt, aber erst in der Version von 1998 wurde die Patientenverfügung als verbindliche Festlegung aufgefasst und dem Arzt die Aufgabe übertragen zu prüfen, ob die tatsächlich eingetretene Situation auch der in der Verfügung angenommenen entspricht (Bundesärztekammer 1993 u. 1998). Die derzeit gültige Version von 2004 unterstreicht die Bedeutung der rechtlichen Instrumente zur Wahrung der Patientenautonomie noch dadurch, dass diese ausführlich definiert und erläutert werden (Bundesärztekammer 2004). Was hatte zu dem Stimmungswandel Mitte der 1990er Jahre geführt?

Ebenso wie bei der rechtlichen Beurteilung der verschiedenen Formen der Sterbehilfe (siehe Kapitel 3) wirken auf den *Meinungsbildungsprozess* auch in diesem Punkt verschiedene Faktoren ein; neben den berufsständischen Regelwerken ist dies vor allem die Rechtsprechung. Mitte der 1990er Jahre hatte der so genannte „Kemptener Fall" bahnbrechenden Einfluss auf die Beurteilung von Patientenverfügungen (Simon 2005).

„Kemptener Fall". Die 70-jährige Frau E. war nach einem Herzinfarkt 1990 mit anschließender Reanimation schwerst hirngeschädigt („persistierendes apallisches Syndrom"). Bereits zuvor lebte sie in einem Pflegeheim. Ihr Zustand verschlechterte sich nun stetig: Wegen einer Schluckunfähigkeit war sie auf Sondenkost angewiesen, sie war nicht mehr ansprechbar, reagierte auf verschiedene Reize nur noch mit Gesichtszuckungen und Knurren und entwickelte Kontrakturen [Versteifungen; Verkürzungen von Muskeln und Sehnen; Anm. d. Aut.] an Armen und Beinen. Anzeichen für Schmerzempfinden bestanden aber nicht. Anfang 1993 schlug der behandelnde Arzt Dr. T. dem Sohn und Betreuer der Patientin, Herrn S., vor, die Sondenkost auf Tee umzustellen, wodurch ihr Tod binnen zwei bis drei Wochen eintreten werde, ohne dass diese dadurch leiden müsse. Der Sohn willigte in dieses Verfahren ein. Das Pflegepersonal informierte jedoch die Pflegedienstleitung und diese wiederum das Vormundschaftsgericht über das geplante Vorgehen, wodurch es letztlich zu einer Anklage gegen Dr. T. und den Sohn S. kam. Beide wurden 1994 freigesprochen. Frau E. verstarb bereits im Dezember 1993 an einem Lungenödem (BGH, Urteil vom 13.9.1994 – 1 StR 357/94).

Mit dem Freispruch wurde der Grundgedanke der Patientenverfügung – im Vorfeld über zukünftige Behandlungsoptionen zu entscheiden – erstmals und höchstrichterlich als gültig anerkannt. Dieses Urteil gilt allgemein als Auslöser für die berufsständische Anerkennung der Patientenverfügungen auch bei Entscheidungen am Ende des Lebens (Benzenhöfer 1999, 194).

Vielen Menschen fällt es jedoch schwer, die eigenen Behandlungs- und Betreuungswünsche so zu formulieren, dass diese im Ernstfall auch von Dritten ohne Rückfragen verstanden werden und juristisch Bestand haben. Daher existiert mittlerweile *eine Vielzahl verschiedener Vordrucke*, die als *Entscheidungs- und Formulierungshilfen* gedacht sind. Doch gerade die Menge an unterschiedlichen Angeboten macht es Interessierten schwer, sich zu orientieren und ihre Wünsche in eine geeignete schriftliche Form zu bringen.

> **Kernaussage**
>
> **Für Patientenverfügung und Vorsorgevollmacht existieren mittlerweile viele Musterexemplare und Formulierungshilfen.**

Es würde den Rahmen dieser Ausführungen sprengen, sollten alle existenten Varianten vorgestellt werden. Verschiedene Publikationen versuchen, Licht in das Angebotsdickicht zu bringen und eine Anleitung zum Ausfüllen einer Vorabverfügung zu geben (z. B. Coeppicus 2006; Meier et al. 2005; Sass / Kielstein 2003; Jacobi et al. 2002; Deutsche Hospizstiftung o. J.). Grundsätzlich lassen sich Patientenverfügung und Vorsorgevollmacht bzw. Betreuungsverfügung getrennt oder auch in einem Dokument abfassen. Bei Ersterer empfiehlt es sich, zuvor ärztlichen Rat einzuholen. Die beiden letztgenannten Dokumente werden bestenfalls nach juristischer Beratung verfasst. Die Vordrucke sind mittlerweile größtenteils als Textbausteine verfasst, die je nach individueller Vorstellung zusammenzufügen sind (Bundesministerium der Justiz 2006). Andere enthalten eine Auflistung verschiedener Behandlungsoptionen, die wahlweise angekreuzt oder ausgestrichen werden können (Hamburger Ärztekammer o. J.).

Je nach Hintergrund des Anbieters fallen auch die Schwerpunkte des Vordrucks aus. So lässt der gemeinsame Entwurf der beiden christlichen Kirchen viel Raum für Angaben zu Vertrauenspersonen, seelsorgerischem und fürsorgerischem Beistand (Deutsche Bischofskonferenz et al. o. J.). Andere Vorlagen räumen dagegen den medizinischen Details mehr Platz ein (Bundesministerium der Justiz 2006).

Wie sehr die Vorabverfügungen zu einer Dienstleistung geworden sind, zeigt sich u. a. daran, dass sogar die Stiftung Warentest diesem Thema eine eigene Untersuchung widmete („Mein Wille geschehe", FinanzTest 2006). Es gibt auch die Möglichkeit, Patientenverfügung, Vorsorgevollmacht und Betreuungsverfügung gegen ein gewisses Entgelt in einem zentralen Register zu hinterlegen, um die Verfügbarkeit dadurch sicherzustellen. Diesen Service bieten unter anderem die Bundesnotarkammer, die Deutsche Hospizstiftung, der Humanistische Verband Deutschland, das Deutsche Rote Kreuz und die Deutsche Verfügungszentrale AG an.

Kritik an der Umsetzung von Patientenautonomie

Die Patientenverfügung in ihren verschiedenen Formen gilt – in Kombination mit einer Vorsorgevollmacht und gegebenenfalls einer Betreuungsverfügung – als eine der besten und weitest reichenden Regelungen, um die Autonomie des ehemals einwilligungsfähigen Patienten im Zusammenhang mit medizinischen Maßnahmen zu gewährleisten. *Paternalistische Entscheidungen* von ärztlicher Seite scheinen durch die Abfassung einer in vollem Bewusstsein der Problematik entworfenen und selbstbestimmten schriftlichen Festlegung der eigenen Vorstellungen und Präferenzen so gut wie ausgeschlossen. In Gesellschaften, die keinen ethischen und moralischen Wertekonsens kennen, sondern durch das Vorherrschen pluraler Wertemuster verschiedenster Bevölkerungsgruppen gekennzeichnet sind, ist eine solche individuelle Aussage zum eigenen Wertesystem vorteilhaft. Andernfalls droht die medizinische Behandlungspflicht mit all ihren gegebenen und denkbaren modernen Möglichkeiten der Behandlungsverlängerung zur alleinigen Richtschnur des ärztlichen und pflegerischen Handelns zu werden. Patientenverfügungen sind aber keine Patentlösung, sondern ein kompliziertes und anspruchsvolles Instrument zur *relativen Besserung* eines medizinethischen Dilemmas (in der Schmitten 1999).

Es gibt verschiedene Kritikpunkte hinsichtlich dieser schriftlich fixierten Ausdrucksform der Patientenautonomie, die im Folgenden ausführlich erörtert werden. Einige sind prinzipieller Natur:

- Behandlungspräferenzen sind nicht antizipierbar und konkrete Krankheitssituation nicht vorhersehbar.
- Die Patientenverfügung suggeriert die Sicherheit eines „selbstbestimmten Sterbens".

▪ Patientenverfügungen übertragen die Verantwortung allein dem Patienten und bergen die Gefahr, ihn dadurch zu überfordern.

Andere Bedenken beziehen sich auf die Umsetzungspraxis:

▪ Die Übertragung der Entscheidungsvollmacht auf einen Stellvertreter ist problematisch.
▪ Behandlungswünsche sind nur schwer ausreichend konkret zu formulieren.
▪ Patientenverfügungen sind oft nicht hinreichend aktuell.
▪ Die Situation, in der eine Patientenverfügung entstanden ist, ist nicht überprüfbar.
▪ Der Zugriff auf die Patientenverfügung ist nicht immer gewährleistet.

Antizipierbarkeit. Ein bedeutender Einwand lautet, dass Behandlungspräferenzen nicht antizipierbar, also nicht im Vorfeld zu entscheiden seien (Bauer 2001). Befragungen haben gezeigt, wie Ängste und Wünsche, die gesunde Menschen bezüglich einer späteren Erkrankung äußern, sich von denen schwer Erkrankter unterscheiden. Anlass, in gesunden Tagen eine Patientenverfügung zu verfassen, ist oftmals die Furcht, später der Intensivmedizin „ausgeliefert" zu sein. – Schwerkranke verhalten sich dagegen gänzlich anders gegenüber den medizinischen Möglichkeiten, begrüßen diese oftmals und fällen die Abbruchsentscheidung meist erst nach einer längeren „Krankheitskarriere" (Eibach / Schaefer 2001). Der Aussagegehalt einer Patientenverfügung wird dadurch in Frage gestellt, und es bleibt offen, ob es sich bei einem solchen Dokument überhaupt um einen erklärten Willen handeln kann.

Kernaussage

Es ist fraglich, ob Behandlungswünsche von großer Tragweite (z. B. für oder gegen lebenserhaltende Maßnahmen) im Vorfeld entschieden werden können.

Dieser Einwand verkennt aber das *grundsätzlich von Unsicherheit geprägte Wesen von Entscheidungen.* Menschen, denen autonomes Handeln in der Regel zugestanden wird, treffen ihre Entscheidungen immer in voller Subjektivität und Betroffenheit. So können sie zum Zeitpunkt der Entscheidung nie wissen, ob sie beim aktuellen Durchleben der mitunter weit reichenden Konsequenzen die Entscheidung noch einmal in der gleichen Weise treffen würden.

Diese Kritik beurteilt das Instrument der Patientenverfügung absolut, anstatt seine Vor- und Nachteile hinsichtlich der verbleibenden Möglichkeiten zu reflektieren (in der Schmitten 1999, 144). Das ethische Dilemma, das sich ergibt, wenn der Behandlungswille eines aktuell entscheidungsunfähigen Patienten ermittelt werden soll, wird dadurch ignoriert. Wenn keine anders lautende Verfügung vorliegt und auch der mutmaßliche Wille nicht sicher zu ermitteln ist, ist der Arzt verpflichtet, lebenserhaltend zu entscheiden. Ohne Vorgaben sind lebensverlängernde Maßnahmen immer dann durchzuführen, wenn ihr Erfolg nicht mit Sicherheit oder an Sicherheit grenzender Wahrscheinlichkeit ausgeschlossen werden kann (Bundesärztekammer 2004).

Ähnliches gilt für den Vorwurf, dass auch die konkrete medizinische Situation, in der eine Patientenverfügung zum Tragen käme, *nicht vorhersehbar* sei. Dazu ist zu sagen, dass selbst dann, wenn der eingetretene Fall im erklärten Patientenwillen nicht explizit berücksichtigt wurde, vielfach durch darin beschriebene vergleichbare Situationen ein Anhalt für den mutmaßlichen Willen des Patienten gegeben ist. Auch das bedeutet einen Vorteil gegenüber der ohne Verfügung gegebenen Situation.

Beiden Einwänden kann jedoch insoweit eine Berechtigung zugebilligt werden, als sie dazu auffordern, die größtmöglichen Anstrengungen zu unternehmen, um den Patienten die Konsequenzen ihrer im Voraus verfügten Entscheidungen verständlich zu machen (Borasio 2005, 149).

> **Kernaussage**
>
> **Eine Patientenverfügung sollte nicht die Gespräche zwischen allen Beteiligten über die Behandlungspräferenzen und ein fürsorgliches Miteinander ersetzen, sondern vielmehr auf deren Grundlage entstehen.**

„Selbstbestimmtes Sterben". Ein anderer Kritikpunkt zielt darauf ab, dass die Patientenverfügung den Eindruck vermittelt, *„selbstbestimmtes Sterben"* sichern zu können (Eibach / Schaefer 2001, 21). Dies ist aber nicht gegeben, denn tatsächlich ist sie lediglich ein Instrument, das den Patientenwillen in die Zeit späterer Einwilligungsunfähigkeit transportieren soll. Wir leben in einer Gesellschaft, die der individuellen Unabhängigkeit einen sehr hohen Stellenwert beimisst. Daher fällt es uns schwer, deren Verlust zu akzeptieren. Doch sind nicht wachsende Abhängigkeit von anderen und ein zunehmend eingeschränkter Hand-

lungsradius geradezu Merkmale des Alterungs- und auch des Sterbeprozesses? Diesem Prozess kann auch eine Patientenverfügung nicht
entgegenwirken. Es ist vielmehr die Einsicht in die sich ändernden
Möglichkeiten der Handlungsfreiheit und Selbstbestimmung, die, auch
in Verbindung mit den schriftlich festgehaltenen Behandlungswün-
schen, noch eine gewisse Autonomie in der letzten Lebensphase ermöglicht (Bormann 2002).

Überforderung. Des Weiteren wird bei der Propagierung der Patientenverfügung oft die grundsätzliche Problematik übersehen, dass mit
einer allein vom Patienten getroffenen Verfügung auch die Verantwortung für die medizinischen Maßnahmen in dem von zwei Seiten geprägten Arzt-Patient-Verhältnis ausschließlich auf die Seite des Patienten verschoben wird (Römelt 2002). Die alte *paternalistische Asymmetrie*
wird auf diese Weise nicht durch ein partnerschaftliches Verhältnis,
sondern durch eine informative Arzt-Patient-Beziehung ersetzt, wodurch eine neue Asymmetrie entsteht. Die ursprünglich positiv zu be-
urteilende Stärkung der Patientenrechte kann so zu einem Schwinden
der ärztlichen Verantwortung führen (Feuerstein / Kuhlmann 1999).
Oftmals gilt die Patientenverfügung auch als ein Instrument, mit dem
„den Ärzten Schranken" gesetzt werden können, um ihnen nicht „völlig
ausgeliefert" zu sein („Patientenverfügungen für den Notfall", Spiegel
online 2006). Arzt und Patient erscheinen hier als Gegner, was einem
fürsorglichen Miteinander schadet. Zudem wird in der aktuellen Diskussion immer wieder die Unmöglichkeit betont, allein dadurch einer
paternalistischen Entscheidungsfindung zu entrinnen, dass man dem
Patienten das Recht auf ausschließliche Entscheidung über sein Leben
und die Art seiner Behandlung zuspricht, ohne zu fragen, ob und wie
der sich im Besitz seiner geistigen und physischen Kräfte befindende
Mensch ein solches Recht überhaupt wahrnehmen will und kann (Zieger et al. 2002).

Kernaussage

**Patientenverfügungen bergen durch die Tragweite ihres Inhaltes die
Gefahr, den entscheidungsfähigen, gesunden und möglicherweise
noch recht jungen Menschen zu überfordern.**

Als Reaktion auf dieses Problem mehren sich in der jüngsten Debatte
die Stimmen, die dafür plädieren, im Zusammenhang mit der Patientenautonomie den Fürsorgeaspekt wieder stärker zu betonen und eine
vertrauensvolle Arzt-Patient-Beziehung zu fördern, anstatt diese durch

Verrechtlichung weiter auszuhöhlen (Klie / Student 2007; Rehbock 2005; Zieger et al. 2002; Enquete-Kommission 2002, 198). So ist die Entwicklung einer auf der Autonomie des Patienten aufbauenden Ethik der Fürsorge, die verbindliche ethische Leitlinien für das Handeln von Ärzten und Pflegepersonal liefert und die somit dem Wohlergehen des schwerkranken und sterbenden Menschen dient, ein schon seit längerem diskutierten Lösungsweg (Roy et al. 2002). Die Bereitschaft von Patienten, Entscheidungen in den Krisen- und Grenzsituationen des Lebens Ärzten und Angehörigen zu überantworten, bedeutet, dass diese Menschen unter den richtigen Entscheidungen für sich selbst solche verstehen, die in erster Linie ihrem Wohlergehen dienen, und nicht solche, die primär ihren Willen respektieren. Die Beachtung der Autonomie wird als Teilaspekt ihres Wohlergehens angesehen, bleibt diesem aber untergeordnet. Wichtiger als ihre Autonomie ist diesen Patienten offensichtlich, in eine mitmenschliche und von Vertrauen geprägte soziale Beziehung eingebettet zu sein. Für die Bildung von Vertrauen ist eine Ethik, die Richtlinien für das ärztliche und pflegerische Handeln formuliert, entscheidend.

Stellvertreter. Auch wenn die Vorteile einer Patientenverfügung, die in Verbindung mit einer Vorsorgevollmacht steht, anerkannt sind, so ist deren Umsetzungspraxis doch aus vielen Gründen Gegenstand von kritischen Überlegungen. Z. B. ist die Übertragung der Entscheidungsvollmacht auf eine Person des Vertrauens für den Fall, dass eine eigene Entscheidung aktuell nicht möglich ist, problematisch. Dem liegt der empirische Befund zu Grunde, dass von Patienten benannte Stellvertreter in fiktiven Szenarien anders entschieden hätten als der befragte betroffene Patient (in der Schmitten 1999, 145).

Im Zusammenhang mit der Ursachenforschung nach dieser Diskrepanz wird u. a. darauf verwiesen, dass Gespräche über konkrete Präferenzen im Fall lebensbedrohlicher Situationen zwischen Patienten und den von ihnen benannten Stellvertretern ähnlich selten stattfinden wie zwischen Patienten und Ärzten (Eibach / Schaefer 2001). Dies mag auf das grundsätzliche Unbehagen zurückzuführen sein, das zumindest in unserem Kulturkreis viele Menschen bei der Auseinandersetzung mit dem Tod empfinden.

Allerdings wird noch eine andere Möglichkeit für die empirisch festgestellte Diskrepanz erörtert, die auf den ersten Blick überraschend erscheint. Demnach kann diese Stellvertreterauswahl auch in dem Vertrauen erfolgen, dass die benannte Person aufgrund ihrer Beziehung zum Betroffenen das aktuell Richtige festlegen werde, und nicht in der

Erwartung, die Entscheidung möge dem eigenen Willen entsprechen. Mitunter wird dabei sogar gewünscht, dass die medizinischen Behandlungsanordnungen dem Willen und den Präferenzen des Stellvertreters selbst entsprechen. Diese Übertragung der Entscheidungskompetenz auf den Stellvertreter wurzelt offenbar in dem Wunsch, das eigene Sterben für die anderen so erträglich wie möglich zu gestalten. Damit würde die Benennung eines Stellvertreters eine inhaltliche Delegation der Entscheidungsvollmacht bedeuten (Lynn 1991), was der Forderung widerspricht, der Bevollmächtigte habe im Sinne des Betroffenen zu entscheiden.

Formulierung. Als weiteres Problem hat sich herausgestellt, dass es offenbar schwer ist, die Behandlungswünsche hinreichend konkret zu formulieren. Oftmals haben sich Verfügungen als zu vage oder als zu speziell erwiesen. Dieses Problem hat mittlerweile dazu geführt, dass eine Vielzahl von Verfügungsformularen entwickelt worden ist, die zwar die verschiedenen Krankheitsszenarien berücksichtigen, deshalb aber nicht zwangsläufig einen klaren Aussagewert erreichen. So enthalten viele und vor allem ältere *Verfügungsvorlagen* wie z. B. das „Patiententestament" der Evangelisch-Lutherischen Kirche in Bayern Formulierungen wie „realistische Aussicht auf Erhaltung eines erträglichen Lebens" oder „Ausschöpfung der angemessenen Möglichkeiten" (Jacobi et al. 2002, 68). Gerade solche vagen Wendungen produzieren jedoch eine hohe Unsicherheit. Die unbestimmte Verwendung von Begriffen wie „erträglich", „realistisch" oder „angemessen" setzt einen gesellschaftlichen Konsens über das „richtige" Maß lebensverlängernder Behandlung voraus, den es aber seit langem nicht mehr gibt und dessen Fehlen erst die Notwendigkeit individueller Verfügungen begründet hat. Mit einer so unklar bestimmten Verfügung wird deren wesentliche Aufgabe, nämlich die autonome Artikulation individueller Behandlungspräferenzen dem medizinischen Behandlungs-Imperativ entgegenzusetzen, verfehlt (in der Schmitten 1999, 146–148).

Außerdem besteht die Gefahr, dass auf Vordrucken basierende Patientenverfügungen zwar klare Aussagen ermöglichen, ohne jedoch sicherzustellen, dass auch das Verständnis der Patienten entsprechend konkret ist und die Entscheidung damit auch den Anforderungen an eine gültige Einwilligung im Sinne des Informed Consent entspricht. Standardisierte Fragebögen sind also nicht unbedingt eine Antwort auf das Umsetzungsproblem von Patientenverfügungen. Ganz im Gegenteil bieten derart unspezifisch abgefasste Patientenverfügungen Raum für eine verschleierte Fremdbestimmung (Bauer 2006).

Aktualität, Überprüfbarkeit und Verfügbarkeit. Den Patientenverfügungen fehlt oft eine ausreichende Aktualität. Der Zeitpunkt der Abfassung und die Situation, in der sie zum Tragen kommt, können unterschiedlich weit auseinanderliegen. Mitunter reicht schon ein sehr kurzer Zeitraum, um andere Rahmenbedingungen entstehen zu lassen, durch die sich gänzlich andere Lebensziele eröffnen können: „Wie kann ich sicher sein, dass ich, wenn es so weit ist, nicht vielleicht etwas anders will, als ich jetzt verfüge?" (Rehbock 2005, 387).

Außerdem ist die Situation, in welcher eine Patientenverfügung entstanden ist, nicht unbedingt überprüfbar. So ist es beispielsweise für einen Arzt, der den Patienten zuvor nicht kannte, nicht nachvollziehbar, ob die Bedingungen des Informed Consent – Kompetenz, Informiertheit und Freiwilligkeit – beim Verfassen der Patientenverfügung tatsächlich gegeben waren (Enquete-Kommission 2002, 199).

Und letztlich muss auch sichergestellt sein, dass eine Patientenverfügung bekannt ist und den behandelnden Ärzten vorliegt. So besteht die zentrale Aufgabe von Bevollmächtigten bzw. Betreuern gerade darin, die Durchsetzungsfähigkeit einer Patientenverfügung zu gewährleisten. Von der Sorge, dass die eigene Verfügung im entscheidenden Zeitpunkt nicht aufgefunden wird, zeugt auch der vielleicht kurios anmutende Einfall einer 80-jährigen Amerikanerin, die sich die Worte „Nicht wiederbeleben" auf die Brust tätowieren ließ („Die letzte Meldung", Tagesspiegel 20.05.2006).

Diese Kritik an der Umsetzungspraxis ist in ihrer Summe der Grund für die Forderung, die Aufmerksamkeit nicht zu sehr auf das schriftliche Dokument der Patientenverfügung zu richten, sondern auf den Gesprächsprozess selbst, der Arzt und Patient zu einem gegenseitigen Verständnis führen soll: den Patienten zu einem Verständnis von Möglichkeiten, Chancen und Risiken intensivmedizinischer Interventionen, den Arzt zu einer Kenntnis der Wertvorstellungen und Behandlungspräferenzen seines Patienten (in der Schmitten 1999, 147). Angehörige sollten, wenn sie nicht ohnehin als Stellvertreter fungieren, nach Möglichkeit in die Gespräche einbezogen werden – zum einen, damit der Patient weitere Hilfestellung bei der Entscheidungsfindung erfährt, zum anderen, damit Arzt und Angehörige die schriftlichen Äußerungen des Patienten richtig einzuordnen wissen. Dadurch werden wichtige Voraussetzungen geschaffen, um Autonomie und Würde eines Patienten auch angesichts der schwierigen Entscheidungen am Ende eines Lebens zu wahren.

Diskussionen um die gesetzliche Regelung von Patientenverfügungen

Wie wir bereits in Kapitel 3 angedeutet haben, besteht über die gesetzliche Regelung von Patientenverfügungen in Deutschland derzeit eine intensive Debatte, an der nahezu alle relevanten Interessengruppen beteiligt sind. Die Brisanz der Diskussionen wuchs in den letzten Jahren stetig. Ende 2004 erntete ein erster Gesetzentwurf des Bundesministeriums der Justiz erheblich Kritik, brachte die Forderung nach einer gesetzlichen Regelung der Patientenverfügungen damit aber gleichzeitig auch in das Bewusstsein der Öffentlichkeit (von Dewitz/Kirchner 2005), bis das Thema schließlich Ende März 2007 im Deutschen Bundestag in einer großen Debatte aufgegriffen wurde (Deutscher Bundestag 2007). Diese stieß auf ein enormes Presseecho und wurde nach allgemeiner Wahrnehmung entgegen den sonst üblichen Gepflogenheiten außerordentlich besonnen und nachdenklich geführt (Schneider 2007). Da der Fraktionszwang aufgehoben war, bildeten sich die Lager über alle Parteiengrenzen hinweg. Das Ergebnis war ein „atomisierter Bundestag" (Hefty 2007), mit einer Vielzahl unterschiedlicher Vorstellungen und der Erkenntnis, dass die Patientenautonomie bei Fragen am Lebensende nur schwer gesetzlich zu regeln sei.

Grundlage der Parlamentsdebatte waren zwei Gesetzesentwürfe: Der eine wurde durch den rechtspolitischen Sprecher der SPD-Bundestagsfraktion

Joachim Stünker vertreten und der andere von einer Gruppe von Abgeordneten verschiedener Parteien unter der Federführung von Wolfgang Bosbach erarbeitet. Mittlerweile liegt noch ein dritter, von den Abgeordneten Wolfgang Zöllner und Hans Georg Faust vertretener Entwurf vor.

Die Entwürfe sind Momentdokumente eines derzeit sehr intensiven und veränderlichen Diskussionsprozesses. Da der Stand bei Drucklegung dieses Buches daher naturgemäß nicht dem Stand zum Zeitpunkt der Veröffentlichung entsprechen kann, sollen hier nur grundlegende Aspekte wiedergegeben werden. Die drei Entwürfe unterscheiden sich im Wesentlichen in Ihrer Antwort auf folgende Fragen:

1. Soll die Gültigkeit von Patientenverfügungen auf bestimmte Krankheitszustände bzw. -stadien beschränkt werden („Reichweitenbeschränkung")? Dürfen passive und indirekte Sterbehilfe also auch im Falle einer irreversiblen tödlichen Erkrankung oder gar bei dauer-

haft bewusstlosen Patienten (Wachkoma) erst nach Einsetzen des
eigentlichen Sterbeprozesses angewandt werden?
2. In welcher Form ist das Vormundschaftsgericht zu Entscheidungen
über einen Behandlungsverzicht bzw. -abbruch heranzuziehen?
3. In welcher Weise kann sichergestellt werden, dass der in einer Patientenverfügung festgehaltene Wille auch dem aktuellen Willen des
nicht mehr einwilligungsfähigen Patienten entspricht?

Grundsätzlich zielen alle drei Entwürfe darauf ab, die ethischen Güter
Autonomie und Fürsorge in Einklang zu bringen. In der Gewichtung
beider Güter unterscheiden sie sich jedoch. Der „Entwurf Stünker"
möchte am stärksten die Autonomie des einwilligungsunfähigen Patienten wahren. Der „Entwurf Bosbach" dagegen räumt dem Fürsorgeaspekt insofern wesentlich mehr Raum ein, als dass bei nicht einwilligungsfähigen Patienten in den *Entscheidungsprozess* neben Arzt und
Betreuer / Bevollmächtigtem auch alle anderen direkt Beteiligten einbezogen werden sollen. Der „Entwurf Zöller / Faust" nimmt für sich in
Anspruch, schematische Lösungen zu vermeiden und dadurch der
Einzelentscheidung möglichst viel Raum zu lassen; den Verfassern war
offensichtlich daran gelegen, Sterben gerade nicht normierbar – und in
allen Einzelheiten gesetzlich regelbar – zu machen, sondern in jedem
einzelnen Fall Autonomie und Fürsorge gegeneinander abzuwägen.
    In allen Entwürfen fungiert das Vormundschaftsgericht als ein In-
strument, das dann in Erscheinung tritt, wenn ärztlicherseits Bedenken
gegen die Anordnungen des Betreuers / Bevollmächtigten bzw. der Patientenverfügung bestehen. Die ärztliche Fürsorge und auch der Ent-
scheid des Betreuers / Bevollmächtigten werden also gewissermaßen
vormundschaftsgerichtlich kontrolliert.
    Wichtiger Diskussionspunkt ist die Frage einer so genannten „Reich-
weitenbeschränkung". Einzig der „Entwurf Bosbach" sieht eine solche
vor. Demnach dürfen lebenserhaltende Maßnahmen nur bei denjenigen
Patienten unterlassen werden, deren Leiden einen „irreversiblen tödlichen Verlauf" genommen hat oder die das Bewusstsein nach Ausschöpfung aller medizinischen Möglichkeiten nicht wieder erlangen
werden. Damit orientiert sich der Entwurf teilweise an den derzeit gültigen Vorgaben der Bundesärztekammer. Auf die damit verbundenen
definitorischen Probleme sind wir bereits in Kapitel 2 eingegangen. Anders als die Bundesärztekammer schließt der „Entwurf Bosbach" allerdings auch Komapatienten nicht vom Behandlungsabbruch aus. Kritisiert wurde allerdings, dass sich diese Erweiterung nicht auch auf das

Krankheitsbild Demenz bezieht (Brysch 2007). Das zeigt, dass jede noch so ausgefeilte rechtliche Regelung dazu neigt, eine Fülle an weiteren, nicht bedachten Aspekten deutlich werden zu lassen.

Obwohl durch die Rechtsprechung und die berufsständigen Vorgaben eine weitestgehend eindeutige Rechtslage besteht, wird die gesetzliche Verankerung der Patientenautonomie im Betreuungsrecht – vergleichbar mit derjenigen zur Vorsorgevollmacht und Betreuungsverfügung – vermisst (Enquete-Kommission 2002). Der hohe Stellenwert, den die Autonomie in unserem Rechts- und Sozialsystem einnimmt, erfordert nach Wahrnehmung vieler offenbar eine rechtliche Regelung gewissermaßen „auf höchster Ebene" durch ein Gesetz.

Literatur

Coeppicus 2006; Meier et al. 2005

Öffentlichkeit, Meinungsbildung und Entscheidungsfindung

6

Über Sterbehilfe wird derzeit eine intensive öffentliche Debatte ge-führt, sie ist zum Thema von Politik und Kultur geworden, und es gibt eine schier unübersehbare Fülle von wissenschaftlichen Publikationen zu dem Thema. Bei der Vielzahl an Stimmen stellt sich allerdings die Frage, wer in welchem Umfang auf die Meinungsbildung einwirkt, d. h. welchen Akteuren am meisten Gewicht beigemessen wird.

An Entscheidungen am und über das Lebensende eines Menschen sind meist mehrere Personen beteiligt. Dazu gehören neben dem Betroffenen auch Ärzte, das Pflegepersonal, möglicherweise geistlicher Beistand und vor allem Angehörige und Freunde. Sie alle unterliegen der öffentlichen Meinungsbildung und darüber hinaus spezifischen Einflussfaktoren: Angehörige erleiden den Verlust eines nahe stehenden Menschen, Ärzte sehen sich dagegen mit den Grenzen ihrer Heilkunst konfrontiert. Diese sehr unterschiedlichen Erfahrungen und Gefühle bergen die Gefahr tief greifender Konflikte bei der Entscheidungsfindung.

In diesem Kapitel wollen wir zunächst die öffentliche Debatte in ihrer Funktion als Meinungsbildnerin skizzieren, dann die spezifischen Betroffenheiten der beteiligten Personen herausarbeiten und abschließend Mittel erörtern, mit denen Konflikten zwischen den einzelnen Beteiligtengruppen vorgebeugt werden kann.

Die Öffentlichkeit als Meinungsbildnerin

Das Thema Sterbehilfe liegt im Trend. Beim Blick in die Presse wird dies besonders deutlich. Ob reflektierte Berichterstattung oder effekthascherische Schilderung privater Tragödien: Sterbehilfe ist zum festen Thema der deutschen Presselandschaft geworden – vom seriösen Blatt bis hin zum Boulevardjournalismus. Gleiches gilt für die übrigen Medien: Die Talkrunde um Sabine Christiansen diskutierte am 11. März 2007 über „Sterbehilfe: Erlösung oder Mord?", die Krimiserie Tatort griff das Thema gleich in mehreren Sendungen auf, und im Rundfunk stößt man auf Beiträge mit Titeln wie „Der ignorierte Abgang. Sterben und Tod in unserer Gesellschaft" und „Ruhe sanft. Die Zukunft der Friedhöfe" (beide im DeutschlandRadio Berlin, 28.8. und 1.3.2007). Mit dem Stück „Alices Reise in die Schweiz" gelangten die aktuellen Diskussionen um Sterbehilfe auf die Theaterbühne (Bärfuss 2007). Und letztlich ist auch das Kino ein wichtiger Ort, an dem dieses Thema reflektiert wird. Erinnert sei hier an die Filme „Das Meer in mir" und „Million Dollar Baby". Das Thema Sterbehilfe wird auf vielen Kanälen in die öffentliche Wahrnehmung transportiert. Die Art der öffentlichen Präsentation hat einen entscheidenden Einfluss auf die Auffassung, wie Sterbehilfe nach ethischen Gesichtspunkten zu gestalten sei; ihr kommt also eine meinungsbildende Wirkung zu.

Angesichts dieser Fülle an Berichterstattung stellt sich die Frage, ob Tod und Sterben wirklich gesellschaftlich ignorierte Themen sind, wie so oft behauptet wird. Für das eigene Sterben und das Sprechen darüber mag das zutreffen. In Medien und Öffentlichkeit gilt dies aber offenbar nicht. Behandelt wird hier die ganze Bandbreite der auch aus ethischer Perspektive durchaus strittigen Aspekte: Legalisierung von aktiver Sterbehilfe und Beihilfe zur Selbsttötung angesichts schweren körperlichen Leidens, Probleme bei der Durchsetzung von Patientenverfügungen in der Praxis, Angst vor einer Bevormundung durch Ärzte und vor der „Gerätemedizin" sowie die sich manchmal zeigende Unvereinbarkeit von Lebensschutz und Autonomie.

Bedeutung von Würde und Autonomie in der öffentlichen Debatte. Aber was genau macht das Thema für Medien und Kultur so interessant? Die aktuellen politischen Debatten, die spektakulären Fälle von Selbst- oder Fremdtötung oder der unerhörte bzw. umstrittene Sterbewunsch von Menschen wie Diane Pretty und Terry Schiavo erklären das Medieninteresse nicht hinreichend. In den Pressebeiträgen wird immer wieder von der Angst vor einem Würdeverlust berichtet. Schilderungen persönlicher Schicksale und Wünsche sind durchzogen mit Aussagen wie „Ich will selbstbestimmt und in Würde sterben" (Redmann 2006). Es wirkt fast so, als sei die Selbstbestimmung angesichts des nahenden Todes besonders gefährdet.

In diesem Zusammenhang ist von Bedeutung, dass in der öffentlichen Debatte Würde und Autonomie eng miteinander verbunden erscheinen. Diese Angst vor dem Ausgeliefertsein am Lebensende wird in der öffentlichen Diskussion auf breiter Front vermittelt: Es geht um „Strategien gegen Übertherapie" (Sahm 2007), um die Befürchtung, dass der eigene Wille nicht respektiert werde (Schneider 2007), aber auch um die Furcht vor dem körperlichen und geistigen Verfall (Link 2006). Die öffentliche Auseinandersetzung vermittelt den Eindruck, dass Würde viel mit der Fähigkeit zur Selbstbestimmung zu tun hat – und mitunter auch mit der Möglichkeit, über den eigenen Tod zu bestimmen. Aktive Sterbehilfe und assistierter Suizid erscheinen nach dieser Interpretation als Mittel zur Bewahrung der Würde. So lässt sich erklären, dass Umfragen zufolge 64 bis 80 % der Bevölkerung, etwa 60 % der Kranken- und Altenpfleger und immerhin 42 % der niedergelassenen deutschen Ärzte aktive Sterbehilfe befürworten (Giese et al. 2006, 166; Oduncu / Einsenmenger 2002).

Andere Themen wie Fürsorge, Palliativmedizin und die Begleitung im Sterben sind unserer Wahrnehmung nach in den Medien weniger stark und vor allem weniger prominent vertreten. Es ist erstaunlich: Obwohl in der medizinethischen Fachdiskussion seit einigen Jahren gefordert wird, den Fürsorgeaspekt gegenüber der Autonomieforderung zu stärken (Klie / Student 2007; Zieger et al. 2002), wird in der öffentlichen und politischen Debatte vor allem Letztere thematisiert. Die Forderung, auch am Lebensende Autonomie zu erfahren, basiert aber offenbar vorwiegend auf den Lebensentwürfen Gesunder. Dies wird durch Umfragen bestätigt, wonach sich vor allem weitestgehend gesunde Menschen für die Patientenverfügung aussprechen. Jene, die bereits eine längere und schwere Krankengeschichte hinter sich haben, betonen dagegen viel mehr das Bedürfnis nach Fürsorge durch Angehörige, Ärzte und Pflegepersonal (Eibach / Schaefer 2001). Wer Krankheit, Leid und Todesnähe am eigenen Leib erfahren hat, setzt sich offenbar anders mit dem Thema auseinander als Gesunde. Die in Medien und Kultur vermittelte Schwerpunktsetzung entspricht also derjenigen weitestgehend gesunder oder von ihrem Leid noch nicht so stark gezeichneter Menschen.

Mit dieser Feststellung sollen aber jene Schwerkranken nicht übergangen werden, für die sich Palliativpflege und Hospiz nicht als Alternativen darstellen, die sich einen „selbstbestimmten Tod" wünschen und dazu die Legalisierung der Beihilfe zur Selbsttötung und in Ausnahmesituationen auch der aktiven Sterbehilfe einfordern. Die Legalisierung der aktiven Sterbehilfe ist in Deutschland derzeit jedoch politisch nicht mehrheitsfähig, und der Umgang mit der Beihilfe zur Selbsttötung ist stark umstritten (Nationaler Ethikrat 2006). Das politische Mehrheitsverhältnis erklärt sich dadurch, dass nicht allein die in Medien und Kultur geführten Debatten das Meinungsbild bestimmen; auf dessen Ausbildung haben darüber hinaus auch andere Akteure Einfluss. Dazu gehören u. a. die ärztlichen und juristischen Standesgremien, die politischen Parteien, die Kirchen, die Deutsche Hospizstiftung und die Bundesarbeitsgemeinschaft Hospiz sowie Befürworter der aktiven Sterbehilfe wie die Deutsche Gesellschaft für Humanes Sterben oder der Humanistische Verband Deutschlands e. V.

Die hier geführte Auseinandersetzung erfolgt im Allgemeinen reflektierter. Sie ist beispielsweise mehr von dem Bewusstsein geprägt, dass neben den Rechten des Einzelnen auch der Schutz der Allgemeinheit – in diesem Fall vor Missbrauch – garantiert werden muss. Bei dieser schwierigen Abwägung zwischen den Interessen des Einzelnen und dem Schutz der Allgemeinheit entscheiden die politischen Akteure in der Regel für Letzteres.

Perspektiven der Betroffenen

Über die öffentliche Meinungsbildung hinaus unterliegen alle, die einen Menschen am Ende seines Lebens begleiten und u. U. über sein Wohl entscheiden müssen, verschiedenen Einflüssen, die sie ebenfalls zu Betroffenen werden lassen. Diese sollen im Folgenden angesprochen werden.

Gesunde. Obwohl wir alle zu Beginn unseres Lebens vollkommen abhängig und auf umfassende Pflege angewiesen waren – und diesen Zustand in der Regel nicht in schlechter Erinnerung haben –, fürchten die allermeisten Menschen, dass der Verlust der im Laufe des Lebens erworbenen Autonomie den „Lebensabend" belasten werde. Altern wird so vor allem als körperliche und geistige Veränderung wahrgenommen (Teising 2004). Diese Vorstellungen prägen, wie wir bereits ausgeführt haben, ganz wesentlich die öffentliche Meinungsbildung über das Lebensende. Viele Gesunde nähern sich einer Sterbesituation – bewusst oder unbewusst – unter dem Einfluss dieser spezifischen Betrachtungsweise.

Kranke / Pflegebedürftige. Bei Kranken und Pflegebedürftigen ist der oben benannte Zustand eingetreten. Der bis dahin weitestgehend

Gesunde muss sich nun einer *existenziell bedrohlichen Situation* stellen (Murillo et al. 2006). Die vordem abstrakten Ängste haben konkrete Gestalt angenommen: Angesichts einer schweren Erkrankung sind die Abhängigkeit von anderen, der Verlust von Autonomie, körperliche Einschränkung und auch Schmerz absehbar zu erwartende Ereignisse geworden. Meist schon mit der Diagnose, spätestens aber mit Behandlungsbeginn wird der zuvor Gesunde zum Patienten und unterliegt den Abläufen des medizinischen Alltags und – sofern er stationär behandelt wird – den spezifischen Regeln des Kosmos Krankenhaus (Teising 2004). Hinzu kommen Todesangst und vielleicht auch die Sorge um das Wohl der Angehörigen. Der Patient ist also in hohem Maße durch seine derzeitige Situation geprägt, was auch auf sein Entscheidungsverhalten Einfluss hat.

Angehörige. Es ist naheliegend, dass Angehörige Schwerstkranker ebenfalls in besonderem Maße betroffen sind. Ihre Rolle ist ambivalent: Sie sind mit dem bevorstehenden Verlust eines nahe stehenden Menschen konfrontiert und sollen gleichzeitig Beistand geben und diesen in seiner letzten Lebensphase begleiten. Insbesondere gilt dies für die pflegenden Angehörigen, deren Leistung erst kürzlich mit dem politischen Vorhaben anerkannt wurde, Pflegezeiten ähnlich wie Erziehungszeiten gesetzlich zu schützen. Wie schwierig die Situation für beide Seiten ist, zeigt sich u. a. daran, dass über 75 % der pflegenden Ehepartner mit dem Patienten nicht über das Sterben und damit verbundene Themen sprechen (Baider 2006). Müssen sie zudem für den nicht mehr einwilligungsfähigen Patienten entscheiden, kann diese Verantwortung als schwere Last empfunden werden. Angehörige Sterbender sind also in hohem Maße selbst auf Beistand angewiesen. Wenn sie diesen in qualifizierter Form erhalten, dann kann die Sterbebegleitung aber als bereichernd empfunden werden (Balck et al. 2006; Baider 2006).

Ärzte. Ärzte sind – wie alle anderen Beteiligten auch – von Sterbesituationen insofern existenziell betroffen, als dass sie dadurch ihrer eigenen Vergänglichkeit und der damit verbundenen Ängste gewahr werden. Je nach Spezialisierung befinden sie sich in ihrem Berufsalltag mehr oder weniger häufig an der „Abbruchkante des Lebens". Auch in solchen Situationen ist professionelles Handeln gefordert, d. h., sie müssen fachlich einen hohen Standard einhalten, sollen über den teilweise komplexen rechtlichen Rahmen informiert sein und darüber hinaus dem Patienten und seinen Angehörigen auch emotionalen Beistand leisten. Gleichzeitig werden Ärzte im Umgang mit Sterbenden immer wieder mit den Grenzen der Heilkunst konfrontiert. Dieser Herausforderung begegnen viele mit professioneller Distanz, die u. a. einen Schutz vor dem mit Krankheit und Tod verbundenen Leid bieten und dadurch professionelles Handeln gewährleisten soll (Wettreck 2001b).

Problematisch wird diese Strategie aber dann, wenn die eigene emotionale Betroffenheit nicht mehr reflektiert wird und u. U. auf die medizinische Einschätzung einwirkt. So stehen bei einer Erkrankung in der Regel mehrere Therapieoptionen an. Die Maßstäbe für eine ärztlich indizierte Maßnahme sind aber nicht nur biologisch begründet. Sie hängen vielmehr in hohem Maße von der subjektiven, durch eigene Erfahrungen und möglicherweise Ängste beeinflussten Einschätzung des Arztes ab (Bickhardt 2005). Fließt diese Betroffenheit unreflektiert in den Entscheidungsfindungsprozess ein, kann dies zu Konflikten führen.

Pflegende. Pflegende sind aufgrund ihres Berufsverständnisses dazu angehalten, mit dem zu Pflegenden in eine intensive Beziehung zu treten. Die Art dieser Beziehung beeinflusst maßgeblich die Qualität der pflegerischen Handlung (Pohlmann 2006; Wettreck 2001a). Eine pflegerische professionelle Distanz läuft also immer Gefahr, grundlegenden Anforderungen an den Pflegeberuf entgegenzuwirken. Doch genau wie Ärzte sind auch Pflegende neben der professionellen Anforderung starken emotionalen Eindrücken ausgesetzt. Werden diese nicht aufgefangen, drohen Burnout und schlimmstenfalls Übergriffe gegen die Patienten als Ventil der Belastung (Lang 2006; Sauter 2003). An Pflegende werden vielfältige Anforderungen gestellt: Sie sollen neben ihren Kernaufgaben bestenfalls auch die Angehörigen betreuen, zwischen Ärzten, Betroffenen und Angehören vermitteln und gleichzeitig den praktischen Zwängen des Stationsalltages gerecht werden. Überdies erleben sie das Leid der Patienten viel direkter, haben aber im Vergleich zu den Ärzten wenig Raum für eigenständiges Entscheiden. Noch immer ist es nicht selbstverständlich, Pflegende in die Entscheidungsfindung am Lebensende mit einzubeziehen (Borasio et al. 2003). Das kann eine belastende Hilflosigkeit erzeugen oder aber zu Konflikten führen, die schlimmstenfalls ärztliches und pflegerisches Handeln behindern (BGH, Beschluss vom 8.6.2005 – XII ZR 177 / 03).

Wege der Entscheidungsfindung bei Fragen am Lebensende

Die unterschiedlichen Perspektiven der Beteiligten an medizinischen Entscheidungen am Lebensende machen deutlich, dass eine solche Situation aufgrund des unterschiedlichen Involviertseins viel Konfliktpotenzial birgt. Umso wichtiger ist es, im medizinischen und pflegerischen Umfeld neben der Versorgungs- auch die Entscheidungsqualität zu gewährleisten (Wettreck 2003). Dazu wurde eine Reihe sich teilweise ergänzender Lösungsansätze entwickelt. Von diesen sollen hier drei vorgestellt werden.

Modell partnerschaftlichen Entscheidens. Eine mögliche Lösung dieses Dilemmas ist ein zwischen Arzt, Angehörigen und – soweit der Gesundheitszustand es zulässt – dem Patienten stattfindender, kontinuierlicher Diskussionsprozess zu den anstehenden Fragen. Dieser könnte im Sinne des so genannten Shared Decision-Making, also der gemeinsamen Entscheidungsfindung, gestaltet werden (nach Scheibler 2004).

Definition

Shared Decision-Making ist eine Variante der Arzt-Patient-Beziehung, bei der Patient und Arzt

- aktiv und verantwortlich am Entscheidungsprozess beteiligt sind,
- ihre Rolle im Entscheidungsprozess reflektieren,
- relevante Informationen wechselseitig bereitstellen,
- mit der Entscheidung einverstanden sind und
- deren Umsetzung unterstützen.

Dieses Vorgehen hat mehrere Vorteile: Werden die Vorstellungen des Patienten über mögliche medizinische Behandlungen am Lebensende, seine Einstellung zu Sterben und Vergänglichkeit sowie mögliche Ängste in Verbindung mit der letzten Lebensphase frühzeitig angesprochen, haben alle Beteiligten die Chance, sich ein möglichst klares Bild von den Wünschen des Betroffenen zu machen. So lässt sich dessen mutmaßlicher Wille nach Verlust der Einwilligungsfähigkeit leichter feststellen. Außerdem haben so alle, die von einer Entscheidung über medizinische Maßnahmen am Lebensende mehr oder wenig direkt betroffen sind, die Chance, ihre spezifische Perspektive und die damit verbundenen Vorstellungen in den Entscheidungsfindungsprozess einzubringen. Und letztlich liegt diesem Ansatz auch die Einsicht zu Grunde, dass der Patient durch eine zu unkritische Umsetzung des Autonomieverständnisses überfordert ist – beispielsweise, wenn er die Tragweite seiner Entscheidung nicht richtig erfassen kann (siehe Kapitel 4). Gleiches gilt für den Bevollmächtigten bzw. den Betreuer.

Das Shared Decision-Making ist ein Konzept, mit dem Konflikten vorgebeugt werden kann. Eine solche Lösung würde allerdings eine verstärkte Ausbildung von Ärzten und Pflegekräften in Gesprächsführung und im Umgang mit moralischen Konflikten erfordern (van Oorschot et al. 2007; Spittler 2002). Zudem wird es sich in der Realität des Krankenhausalltages derzeit nur schwer umsetzen lassen: Die gemeinsame Entscheidungsfindung erfordert Zeit und eine vertrauensvolle Beziehung zwischen allen Beteiligten. Beides ist angesichts des stetig wachsenden Leistungsdrucks und häufiger Wechsel innerhalb des Behandlungsteams schwer zu erreichen (Steinbach / Schweitzer 2007).

Das Vormundschaftsgericht als schlichtende Instanz. Die Erfahrung, dass alle an Entscheidungen am Lebensende Beteiligten in hohem Maße persönlich betroffen sind, führte zu der Forderung, eine neutrale Instanz in den Prozess einzubinden. Hinzu kam auch die Befürchtung, dass möglicherweise selbstsüchtige Ziele die Entscheidungsfindung mit beeinflussen könnten, beispielsweise die Interessen des verarmten Neffen am Tod seines reichen Erbonkels.

Eine häufig vorgeschlagene neutrale Instanz ist das Vormundschaftsgericht. Damit wird die Hoffnung verbunden, eine lückenlose Regelung zu erreichen. Den Gerichten als Vertretung der Justiz wird diese Fähigkeit offensichtlich zugeschrieben – ähnlich, wie auch die Forderungen nach gesetzlicher Regelung der Sterbehilfe mit dem Wunsch nach vollkommener Rechtssicherheit und moralischer Eindeutigkeit verbunden sind. Diese Hoffnung wird sich aber auch durch eine vormundschaftsgerichtliche neutrale Instanz nicht erfüllen (Klie / Student 2007). Also stellt sich die Frage, welche Aufgabe den Vormundschaftsgerichten in diesem Entscheidungsprozess sinnvollerweise zukommen könnte.

Grundsätzlich kann das Vormundschaftsgericht dann angerufen werden, wenn der Patient nicht einwilligungsfähig ist und ein Bevollmächtigter oder Betreuer in seinem Sinne darüber entscheiden muss, ob passive oder indirekte Sterbehilfe durchgeführt werden soll. Strittig ist aber die Frage, ob in einem solchen Fall das Vormundschaftsgericht immer einzuschalten ist, oder aber nur dann, wenn zwischen Arzt und Bevollmächtigtem / Betreuer über die weitere Behandlung eine Meinungsverschiedenheit besteht (Otto 2006). 2003 fällte der Bundesgerichtshof dazu eine Entscheidung, die zwar viel Aufsehen erregte, die allerdings auch von beiden Seiten in ihrem Sinne interpretiert wurde (BGH, Beschluss vom 17.3.2003 – XII ZB 2 / 03). Die erwünschte Klarheit wurde durch dieses Urteil auf keinen Fall erreichet.

Für die Auffassung, dass das Vormundschaftsgericht in Fragen der Sterbehilfe immer einzuschalten sei, so die einen, spreche, dass dies schließlich auch für sehr ähnliche Fälle gelte und sogar gesetzlich festgelegt sei: für Entscheidungen über Sterilisierung, freiheitsentziehende Maßnahmen und schwerwiegende medizinische Eingriffe (§§ 1904–1905 BGB). Gegner argumentieren dagegen, dass dies die Kompetenz und das Leistungsvermögen der Gerichte übersteige (Otto 2006). Ein Lösungsvorschlag wird anhand des Entscheidungsdiagramms in Abbildung 3 verdeutlicht.

Dieses Modell von Borasio et al. (2003) geht davon aus, dass Entscheidungen über die Beendigung oder Nichteinleitung lebenserhaltender Maßnahmen immer Ergebnis partnerschaftlicher Beratungen sein sollten: bei Einwilligungsfähigkeit (Fall A) zwischen Arzt und Patient, bei Nichteinwilligungsfähigkeit (Fall B) zwischen Arzt und Betreuer/Be-

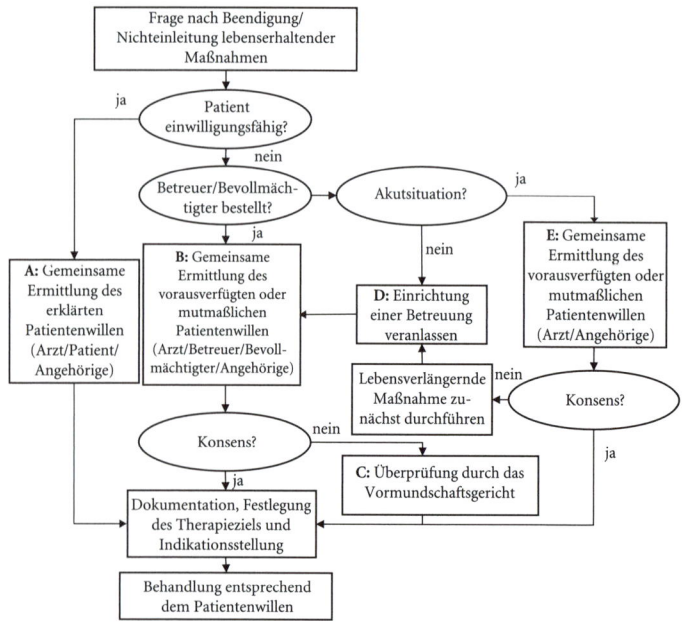

Abbildung 3: Entscheidung über Beendigung/Nichteinleitung lebensverlängernder Maßnahmen (Borasio et al. 2003, A-2063).

vollmächtigtem; in beiden Fällen können gegebenenfalls auch / weitere Angehörige hinzugezogen werden. Wo angesichts des Falls A allerdings letztendlich das Urteil des Patienten maßgeblich ist, würde im Fall B bei einem Dissens zusätzlich das Vormundschaftsgericht als dritte Instanz eingeschaltet, mit der Aufgabe, über den mutmaßlichen Patientenwillen zu befinden (Fall C). Sind keine Vertretungspersonen vorhanden, so muss deren amtliche Bestellung erst abgewartet werden (Fall D). Von diesem Vorgehen darf nur in einer Akutsituation abgewichen werden: Diese erlaubt es, ohne weitere Kontrolle eine von Arzt und Angehörigen einvernehmlich gefällte Entscheidung umzusetzen (Fall E). Kommt es zu keiner Einigung, muss für die lebenserhaltenden Maßnahmen entschieden und die Bestellung eines Betreuers veranlasst werden.

Dieses Vorgehen scheint größtenteils den Rechten des Patienten gerecht zu werden. Es bezieht diejenigen eng in den Entscheidungsprozess ein, die am ehesten dazu geeignet sind, den Willen des nicht Einwilligungsfähigen zu ergründen: die Angehörigen aufgrund ihrer privaten Nähe zum Patienten und den Arzt aufgrund seiner Fürsorgepflicht. Die Möglichkeit, bei Uneinigkeit eine neutrale Instanz anzurufen, kann dabei entlastend wirken und hat zudem einen Kontrolleffekt. Das Vormundschaftsgericht wird nur bei Dissens angerufen und wirkt daher nicht als generell vermittelnde Instanz. Problematisch ist allerdings, dass die Pflegenden nicht in den Ablauf eingebunden sind.

Professionelles Entscheidungsmanagement im klinischen Bereich. Letztlich stellt sich aber die Frage, ob das Vormundschaftsgericht überhaupt geeignet ist, in einer solchen Konfliktlage abschließend zu urteilen. Schließlich handelt es sich dabei um ein Gremium, das über rechtliche Streitfragen zu entscheiden hat. Die Konflikte im Zusammenhang mit der Entscheidungsfindung am Lebensende sind aber meist ethischer Natur, d.h. es geht neben rechtlichen Fragen vor allem um widerstreitende moralische Ansichten.

Daher liegt es nahe, ein Gremium als neutrale Instanz zu beauftragen, das speziell auf die Beurteilung ethisch problematischer Fälle ausgerichtet ist: ein Klinisches Ethikkomitee (KEK). Dieses könnte zur Entscheidungsfindung beitragen, *bevor* ein Konflikt auftritt, indem es die Bandbreite der moralischen Urteile beleuchtet und das Für und Wider auf Grundlage seines ethischen Sachverstandes beurteilt.

Klinische Ethikkomitees (KEK) sind interdisziplinär zusammengesetzte Gremien, welche bei ethischen Fragen angesichts schwieriger oder umstrittener klinischer Entscheidungen beratende Funktion haben.

Grundmerkmale eines Klinischen Ethikkomitees sind eine feste Organisationsform und eine die beteiligten Berufsgruppen übergreifende Interdisziplinarität. Neben Medizinern der verschiedenen Fachrichtungen gehören einem solchen Gremium auch Pflegekräfte an sowie Seelsorger, Juristen, Ethiker, Patientenvertreter u. a. Seine Mitglieder werden für einen bestimmten Zeitraum ernannt und sind optimalerweise ethisch geschult. Als günstig hat es sich erwiesen, wenn ein Klinisches Ethikkomitee beispielsweise durch einen Geschäftsführer bzw. amtlichen Sekretär kontinuierlich geleitet wird. Dies kann gewährleisten, dass die besonders in großen Einrichtungen oftmals komplexen Fragestellungen angemessen aufgegriffen werden, dass das Gremium den einzelnen Abteilungen bekannt wird und das nötige vertrauensvolle Verhältnis aufgebaut werden kann (Steinkamp / Gordijn 2003; Vollmann 2006; Bauer 2007).

Der Theorie nach hat ein Klinisches Ethikkomitee den Auftrag, in kritischen Fragen zu beraten und darüber hinaus auch die Mitarbeiter und Mitarbeiterinnen weiterzubilden sowie ethische Leitlinien zu entwickeln und deren Einhaltung zu begleiten. Wichtig ist, dass das Gremium den Ausgang der Entscheidung und auch das ärztliche Wirken nicht kontrollieren kann. Es hat ausschließlich beratende und schulende Funktion und soll die ärztlichen und pflegerischen Kollegen zum kompetenten Entscheiden in ethisch problematischen Fällen befähigen (Steinkamp / Gordijn 2003).

Diese Grundidee wird in der klinischen Praxis in Deutschland derzeit in verschiedenen Organisationsformen, Legitimationsgraden und Namensgebungen umgesetzt. Die praktische Umsetzung der grundsätzlichen Idee variiert von Einrichtung zu Einrichtung, weshalb diese Gremien in der Realität mit sehr unterschiedlichen Kompetenzen ausgestattet sind. Derzeit existiert in Deutschland an nur etwa 150 der insgesamt rund 2200 Krankenhäuser ein Klinisches Ethikkomitee. Einige weitere haben eine andere Form der Ethikberatung etabliert (Bundesärztekammer 2006b).

Der Effekt eines Klinischen Ethikkomitees auf den Entscheidungsprozess ist, wenn auch schwer zu quantifizieren, so doch deutlich wahrnehmbar: Die Entscheidungsträger werden durch eine ethische Beratung gestärkt, und auch in ethischer Hinsicht wird die Qualität der Patientenversorgung gefördert (Neitzke / Frewer 2005). Auch die *Zentrale Ethikkommission bei der Bundesärztekammer* empfiehlt die Einrichtung Klinischer Ethikkomitees (Bundesärztekammer 2006b).

Literatur

Steinkamp / Gordijn 2003; Bärfuss 2007

Therapien am Lebensende:
Palliativmedizin und Hospiz

7

Die Intensivierung der Debatte um Sterbehilfe und Sterbebegleitung in den letzten Jahren ist auch in der Furcht vieler Menschen vor einem unwürdigen Sterbeprozess und Tod begründet. Einerseits bestimmen schon seit langem Bilder von Schwerkranken, die an für den Laien erschreckenden Apparaten angeschlossen sind, welche das Sterben eher qualvoll zu gestalten scheinen, manche in der Öffentlichkeit verbreitete Vorstellung. Andererseits gibt es Befürchtungen, dass trotz der Möglichkeiten der modernen Medizin die in der letzten Phase des Lebens eventuell auftretenden qualvollen Symptome wie Atemnot, Schmerzen, Unruhe, Erbrechen nicht ausreichend zu beherrschen sind und deswegen eine unerwünschte Verlängerung des Leidens wahrscheinlich wird. In Anbetracht von mehr als 214 000 im Jahr 2003 in Deutschland an einer Krebserkrankung Gestorbenen und von ca. 300 000 Tumorneuerkrankungen pro Jahr (Sabatowski / Nauck 2006, 223) erscheint die Zahl derjenigen Patienten, die möglicherweise von diesem Schicksal betroffen sein könnten, relativ groß. Die Bedeutung einer angemessenen Betreuung unheilbar Kranker und Sterbender hat seit einigen Jahren sowohl in der Medizin als auch in der Öffentlichkeit wachsende Anerkennung gefunden (Lilie 2004). Zwei Begriffe stehen in diesem Zusammenhang im Zentrum der Diskussionen: „Palliativmedizin" oder „Palliative Care" und Hospiz.

Kernaussage

Seit rund dreißig Jahren gibt es Ansätze zu einer würdevollen medizinischen und pflegerischen Sterbebegleitung. Palliativmedizin und -pflege sowie Hospize stehen für diese Form der Sterbebegleitung.

Die gängige Begriffsverwendung

Im Kontext der modernen Medizin begann man Ende der 1960er Jahre, insbesondere in Großbritannien, Sterbehospize und palliativmedizinische Stationen einzurichten. Mittlerweile existieren Hunderte von Hospizen, Palliativstationen und zahlreiche ambulante palliativmedizinische Dienste in sehr vielen Ländern der Welt. Bei Palliativmedizin, – pflege und Hospiz geht es um die Begleitung Schwerkranker und Sterbender. Durch ein Netz von ehrenamtlichen Hospizhelfern, die eng mit Medizinern, Pflegekräften, Sozialarbeitern und Theologen zusammenarbeiten, sollen die Leiden Sterbenskranker gemindert, das Verbleiben in der vertrauten Umgebung ermöglicht und die Angehörigen in ihrer Pflege und Trauer unterstützt werden.

> **Definition**
>
> **Palliativmedizin / Palliative Care: Medizinische und pflegerische Maßnahmen, die nur gegen die Symptome und nicht gegen die Ursachen einer Erkrankung wirken. Das Behandlungsziel wurde verändert: Statt Heilen (kurativ) oder Vorbeugen (prophylaktisch) steht nun das Lindern von Beschwerden im Vordergrund (palliativ).**

Angesichts einer unheilbaren Erkrankung kann es sinnvoll erscheinen, den Patienten nicht durch Therapien zu belasten, die nur noch wenig Aussicht auf Erfolg haben. Wird das Behandlungsziel verändert und statt der Heilung nunmehr allein die Linderung von Beschwerden angestrebt, so spricht man von einer palliativen Therapie. Der Begriff „palliativ" leitet sich vom lateinischen „pallium" (Mantel) und „palliare" (lindern) ab. Der Wortursprung verdeutlicht also, worauf es bei dieser Behandlungsform ankommt. Die Palliativmedizin ist die Fachrichtung innerhalb der Medizin, die eine umfassende Behandlung von Patienten mit fortgeschrittenen, nicht heilbaren Erkrankungen mit begrenzter Lebenserwartung ermöglicht. Das Behandlungsziel besteht im Erhalt einer maximal möglichen Lebensqualität (z. B. durch Schmerztherapie). Gerade die Versorgung der unheilbaren und sterbenden Patienten am Lebensende erfordert eine sehr hohe medizinische Kompetenz gepaart mit einem Eingehen auf psychische und spirituelle Aspekte.

Eine Palliativstation ist eine Einrichtung an einer Klinik mit ärztlicher 24-Stunden-Päsenz, die beim Kranken Schmerz- und Symptomkontrolle in einem ganzheitlichen Ansatz durch ein multiprofessionelles Team gewährleistet. Ziel dieser Behandlung ist es, den Kranken bei ausreichender Symptomkontrolle in die häusliche Umgebung zu entlassen.

Definition

Hospiz: von einer Klinik unabhängige, eigenständige Einrichtung mit eigener Organisationsstruktur zur Betreuung von sterbenden sowie trauernden Menschen (Angehörigen)

Die Hospizarbeit kann sowohl in Form von stationärer wie auch ambulanter Betreuung erfolgen. Interdisziplinäre und professionelle Zusammenarbeit sowie die Einbeziehung von ehrenamtlichen Helfern ist nötig. Zudem bestehen innerhalb der entsprechenden Institutionen und Verbände durchaus unterschiedliche Meinungen zum Umfang des Aufgabenspektrums, die jeweils gut begründet sind. So gibt es z. B. die Position, dass das Hospiz neben seinen Versorgungsaufgaben auch Beratung von Betroffenen anbieten, Bildungsarbeit für haupt- und ehrenamtlich Helfende durchführen und bei der Entwicklung einer neuen Sterbekultur sowie bei der Forschung mitwirken soll (Student et al. 2004, 37f).

Ein stationäres Hospiz ist ein eigenständiges Haus mit eigener Organisationsstruktur, in dem Schmerztherapie, Symptomkontrolle sowie pflegerische, psychosoziale und spirituelle Betreuung durch palliativmedizinisch geschultes, hauptamtliches Personal und durch ehrenamtliche Mitarbeiter erfolgt. Die ärztliche Betreuung wird meist von niedergelassenen Ärzten durchgeführt. Ein Tageshospiz ist dagegen eine Einrichtung, die in der Regel einem stationären Hospiz zugeordnet ist und in der die palliativpflegerische, medizinische und psychosoziale Betreuung von Kranken und Angehörigen durchgeführt wird. Die Arbeit dient der Entlastung und Unterstützung der Kranken und ihrer Angehöriger, so dass ein möglichst langer Verbleib des Kranken in der häuslichen Umgebung und eine Reintegration in soziale Zusammenhänge gewährleistet werden.

Die ambulante Hospizarbeit weist heutzutage mehrere Tätigkeitsformen auf, bei denen der Schwerpunkt entweder mehr auf der Beratung oder mehr auf der Pflege liegen kann.

Historische Anmerkungen zu Palliativmedizin und Hospiz

Die Palliativmedizin gilt derzeit vielfach als der Königsweg bei der Lösung aller ethischen Konflikte im Zusammenhang mit medizinischen Entscheidungen am Lebensende. Das Konzept der Palliativmedizin (historisch „cura palliativa") ist aber keineswegs erst im 19. oder 20. Jahrhundert entstanden, sondern war bereits unter den frühneuzeitlichen Ärzten verbreitet. Den damaligen Ärzten waren die Änderungen der Behandlungsziele durchaus bewusst. Sie bezeichneten die entsprechenden Mittel als „beschwichtigende" oder „mildernde" (Stolberg 2007, 13).

Seit dem ausgehenden 16. Jahrhundert gewannen der Begriff „Palliativa" und das damit verbundene Konzept zunehmend an Bedeutung. 1692 erschien die früheste bislang bekannte Monographie zur Palliativmedizin: „De cura palliativa" (Küchler 1692). Im ausgehenden 17. Jahrhundert gab es „Pallatio" als eigenes Schlagwort in einem medizinischen Lexikon; der Begriff beschrieb eine Kur bei unheilbaren Krankheiten mit aussichtsloser Prognose, bei der Mittel gegeben werden, die den Schmerz oder andere bedrängende Symptome mildern (Stolberg 2007).

Im 18. und 19. Jahrhundert entwickelte sich unter dem Begriff der „Euthanasia" oder „Euthanasia medica" die medizinische Behandlung Sterbender zu einem eigenständigen thematischen Feld. Auch pflegerische Aspekte nahmen einen breiten Raum in diesen Schriften ein. Saubere Luft, das Vermeiden von Druckgeschwüren durch häufiges Umbetten, reine Bettwäsche und gute Ernährung hatten neben dem seelischen Wohlbefinden der Sterbenden wie ihrer Angehörigen eine große Bedeutung. Manchmal wurde die wohltuende Wirkung von guter Gesellschaft, sanfter Musik, duftenden Blumen, Bildern etc. auf den Sterbenden erwähnt.

Die Geschichte der Hospize lässt sich bis zum Beginn des Christentums in der Antike zurückverfolgen; sie ist eng mit dem *mittelalterlichen Hospital* verbunden. Reisenden – häufig Pilgern –, Bedürftigen, Kranken und auch Sterbenden wurde in diesen Einrichtungen Hilfe und Pflege angeboten. Im Unterschied zu den modernen Hospizeinrichtungen waren die frühen und mittelalterlichen Hospitäler mit vielfältigen Aufgaben betraut, die neben der Pflege Kranker und Sterbender auch die Betreuung von Waisen sowie die Versorgung von Alten umfassten.

Im 19. Jahrhundert soll von Jeanne Garnier, die in Lyon ein Hospiz gründete, erstmals das Wort „Hospiz" ausschließlich mit der Betreuung und Begleitung Sterbender in Zusammenhang gebracht worden sein

(Sabatowski / Nauck 2006). Das St. Luke's Hospital in London, 1892 als „St. Luke's Home for the Dying Poor" gegründet, vermittelte Cicely Saunders (1918–2005) als Krankenschwester Erfahrungen, die sie 1967 zur Gründung des *St. Christopher's Hospice* nutzen konnte. Die Eröffnung dieses Hospizes wird allgemein als die Geburtsstunde der modernen Palliativmedizin angesehen. Schon 1969 wurden erste ambulante Versorgungsstrukturen in Form eines Hausbetreuungsdienstes aufgebaut und mit der stationären Arbeit vernetzt.

Ende der 1970er Jahre beschäftigte sich die katholische Kirche auf einer Fachkonferenz mit dem Thema, die sich jedoch überwiegend an stationären Einrichtungen orientierte und dieses Konzept ablehnte (Student et al. 2004). Man befürchtete, dass auf diese Weise Ghettos für Sterbende entstehen und die Begleitung sterbender Menschen eher zurückgedrängt werden könne. Trotz dieser offiziellen Stellungnahmen der katholischen Kirche engagierten sich verschiedene Priester für die Einrichtung entsprechender Abteilungen. 1983 wurde an der Chirurgischen Universitätsklinik Köln die erste deutsche „Station für palliative Therapie" eröffnet. Schon ein Jahr später erfolgte auch hier die Einrichtung eines Hausbetreuungsdienstes. Zögerlich entwickelten sich weitere Hospize, und erst allmählich setzte sich die Erkenntnis durch, dass „Hospiz" auch ein Konzept bedeutete und nicht nur eine Institution. Damit wurde deutlich, dass Hospizarbeit den Wünschen sterbenskranker Menschen und ihrer Angehörigen zu dienen hat und deshalb „vor allem ein Sterben zu Hause ermöglichen" muss (Student et al. 2004, 145).

Kernaussage

Die Hospizbewegung im modernen Sinne ist eine internationale Bewegung, die sterbenskranke Menschen und ihre Angehörigen unterstützen möchte. Das Konzept wurde seit dem Ende des 19. Jahrhunderts entwickelt und in den letzten dreißig Jahren zunehmend verbreitet.

Palliativmedizin und Hospizwesen heute

Seit 1993 wird in Deutschland eine Bestandsaufnahme der bestehenden palliativmedizinischen Strukturen durchgeführt. Im Dezember 1993 existierten 32 stationäre Einrichtungen mit insgesamt 297 Betten. Von diesen waren 11 stationäre Hospize und 21 Palliativstationen (Zech et al. 1994). Im Herbst 2004 waren es schon 235 stationäre Einrichtungen (106 Palliativstationen und 129 stationäre Hospize) mit insgesamt 2034 Betten (Sabatowski / Nauck 2006). 1993 konnten 81 ambulante Dienste in das Verzeichnis aufgenommen werden, bis 2003 steigerte sich diese Zahl auf 703. Heute dürfte die Zahl bei über 1000 liegen.

Die akademische Repräsentanz der Palliativmedizin in Deutschland begann 1999 mit der Einrichtung eines Lehrstuhls in Aachen. Im Jahre 2006 existierten bereits fünf Lehrstühle: neben Aachen in Bonn, Köln, München und Göttingen. Deren anfängliche Finanzierung wurde häufig von Institutionen wie der Deutschen Krebshilfe übernommen. Durch diese Lehrstühle ist nun eine systematische Forschung und Lehre auf dem Gebiet gewährleistet. Zudem existieren vier palliativmedizinische Akademien in Köln, Bonn, München und Dresden, die als Verbund einen Weiterbildungskurs für Palliativmedizin unter Einbeziehung der genannten Lehrstühle aufgebaut haben.

Noch ist die Palliativmedizin in der Ausbildung der Medizinstudierenden kein Pflichtfach; ein Defizit, auf das der Deutsche Ärztetag bereits 2003 hinwies (Hibbeler 2007). Allerdings findet man an vielen medizinischen Fakultäten engagiertes Lehrpersonal – sowohl im medizinischen wie im pflegerischen Bereich –, das Themen der palliativen Medizin und Pflege aufgreift und unterrichtet. Immerhin haben gegenwärtig zwei Drittel der medizinischen Fakultäten Palliativmedizin in ihrem Lehrangebot (Fittkau-Tönnesmann 2007). Außerdem existieren auch außerhalb der Universitäten Initiativen zur Qualitätssicherung und Forschung in der Palliativ- und Hospizarbeit (Puhlmann / Falckenberg 2006).

Nach anfänglichem Zögern kam es in Deutschland also seit den 1990er Jahren zu einem deutlichen Zuwachs palliativer Einrichtungen. Ein internationaler Vergleich ist nicht so einfach durchzuführen, da in anderen Ländern höchst unterschiedliche Institutionen auf diesem Gebiet existieren und teilweise auch die entsprechenden Daten fehlen. Obwohl etwa Tumorerkrankungen in vielen Ländern zu den häufigsten Todesursachen zählen, findet man in einigen Ländern mit eher schwach entwickelter Wirtschaft, wie z. B. Rumänien, kaum palliativmedizinische Versorgungsstrukturen. In Großbritannien und Kanada hingegen wird die palliativmedizinische Versorgung nachhaltig etabliert (Sabatowski / Nauck 2006). Allerdings gibt es einige quantitative vergleichende Erhebungen, die immerhin einen ersten Eindruck vermitteln. So gab es zwischen 1995 und 2004 in Deutschland 21,5 palliativmedizinische Betten pro 1 Million Einwohner, während es in Spanien 20, in Großbritannien 52 und in Frankreich 12 waren. Die Zahl der ambulanten Dienste betrug im gleichen Zeitraum in Deutschland nur 0,4 pro 1 Million Einwohner, in Großbritannien waren es 7 und in den Niederlanden 13. Entsprechende Zahlen für Frankreich und Spanien liegen nicht vor. Trotz des deutlichen Zuwachses gilt in Deutschland der Bedarf als nicht gedeckt. Schätzungen für eine ausreichende Versorgung gehen von ca. 50 Betten pro 1 Million Einwohner aus; bei alleiniger Berücksichtigung der Tumorpatienten sollen 33 Palliativbetten pro 1 Million Einwohner nötig sein (Sabatowski / Nauck 2006).

Die sich in den genannten Zahlen und Berechnungen ausdrückende *Unterversorgung* korrespondiert mit einer in der Bevölkerung verbreiteten Skepsis bezüglich einer adäquaten ärztlichen Versorgung am Lebensende. In einer Umfrage zeigten sich 52 % aller Deutschen skeptisch, dass sie von Ärztinnen und Ärzten am Lebensende angemessen und vertrauensvoll behandelt würden. Über diesen Vertrauensverlust zeigte sich der Präsident der Bundesärztekammer Jörg-Dietrich Hoppe in einem Interview im Juni 2007 „sehr erschüttert" (Klinkhammer et al. 2007). Hoppe beabsichtigt eine Stärkung des Themas Palliativmedizin und Hospizwesen; die Palliativmedizin, die auch eine wissenschaftliche Komponente aufweist, solle systematisch in die ärztliche Aus-, Weiter- und Fortbildung integriert werden. Zudem solle eine verstärkte Hinwendung von allgemeinmedizinisch oder internistisch geprägten Hausärzten zu dem Thema erreicht werden.

Hoppe sieht ebenfalls eine zurzeit noch nicht flächendeckende Versorgung auf diesem Gebiet, spricht aber hinsichtlich der Notwendigkeit der Stärkung der Palliativmedizin noch einen zweiten Aspekt an: Er gibt sich davon überzeugt, dass die Debatte um die Tötung auf Verlangen in den Hintergrund treten werde, wenn man die bestehenden Mängel auf dem Gebiet der palliativen Versorgung behebe. Diese Ansicht Hoppes wird bestärkt durch ein oben bereits erwähntes, interessantes Umfrageergebnis, das im Februar 2004 im Deutschen Ärzteblatt veröffentlicht wurde: Nach einer Umfrage des Ethikausschusses des Deutschen Ärztinnebundes zur Legalisierung aktiver Sterbehilfe in Deutschland lehnten von den Ärztinnen insgesamt nur 64 % die Legalisierung der aktiven Sterbehilfe uneingeschränkt ab, während es aus der Gruppe der palliativmedizinisch geschulten Ärztinnen 90 % waren (Nolte et al. 2004). Zu einem ähnlichen Ergebnis kam eine Umfrage der Deutschen Gesellschaft für Palliativmedizin (Müller-Busch et al. 2004). Diese Umfrageergebnisse zeigen, dass palliativmedizinisch Tätige mit größerer

Mehrheit als Ärzte allgemein einer aktiven Sterbehilfe mit Vorbehalten begegnen. Hier wird deutlich, dass das Wissen über Linderungsmöglichkeiten und Sterbebegleitung die Befürwortung einer aktiven Tötung des sterbenskranken Menschen hemmen kann.

Auf dem zentralen Gebiet einer optimalen Schmerzbekämpfung ist es mittlerweile möglich, dass aufgrund vielfältiger Methoden mehr als 90 % der Sterbenden die letzte Lebensphase ohne Schmerzen verbringen können. Ähnliches gilt auch für viele andere belastende Symptome wie Luftnot, Erbrechen, Unruhe, Angst und Verwirrtheit (Klaschik / Ostgathe 2004). Schätzungen deutscher Scherztherapeuten gehen aber davon aus, dass nur gut ein Drittel aller schmerzkranken Patienten eine ausreichende Schmerztherapie erfährt. Die Gründe hierfür werden in Mängeln der ärztlichen Ausbildung, in einer restriktiven Gesetzgebung sowie in Vorurteilen und fehlender Aufklärung gesehen.

Oftmals wird auch übersehen, dass chronische Schmerzen ihre Wurzeln in *allen* Bereichen der menschlichen Existenz haben. Neben der leiblichen Komponente, den körperlichen Mechanismen der Schmerzentstehung ist es ebenso nötig, auf die Störungen im sozialen Gefüge (z. B. Trennungen von geliebten Menschen) einzugehen, die psychische Seite (Kränkungen, Vernachlässigungen, erfahrene Ungerechtigkeiten) zu berücksichtigen sowie die spirituellen Momente (z. B. Fragen nach dem Sinn des Lebens, des Sterbens, des Leidens) in die Bemühungen um eine Linderung des Schmerzes einzubeziehen (Student et al. 2004). Eine solche Herangehensweise, die den Weg zu einer umfassenden Schmerztherapie beschreitet, setzt die schon mehrfach erwähnte, intensive Zusammenarbeit unterschiedlicher Experten und freiwilliger Helfer voraus.

Zusammenfassend ergeben sich folgende Charakteristika für eine palliative Herangehensweise:

- Alle zur Verfügung stehenden Mittel, die zur Leidensminderung und zur Symptomkontrolle der die Patienten bedrängenden Symptome oder Ängste dienen, müssen zum Einsatz kommen.
- Eine rein medizinische Herangehensweise ist für die Linderung der Leiden keineswegs ausreichend. In den meisten Fällen ist ein Vorgehen notwendig, das neben der körperlichen Dimension auch die psychische, soziale und gegebenenfalls auch spirituelle Seite des Patienten als Person berücksichtigt. Hierzu kann z. B. auch die zeitaufwendige Auseinandersetzung mit dem Patienten über Sinnfragen des

Lebens gehören. Ärzte, Pfleger und Angehörige sollten beizeiten erkennen, dass hierzu die Sachkenntnis eines spezialisierten palliativen Teams oder eines palliativen Experten in Anspruch zu nehmen ist.

- Zudem ist anzuerkennen, dass auch die Angehörigen im Umgang mit dem Todkranken u. U. vor schwierigen Situationen stehen, die ebenfalls die Unterstützung von Experten verlangen, gerade wenn die Pflege zu Hause erfolgt. Ein angemessenes Verhalten der engsten Verwandten, beispielsweise das Respektieren der Autonomie des Kranken, kann ein wichtiger Punkt bei der Gestaltung eines menschenwürdigen Abschiednehmens für den Sterbenden sein.

- Es sind Situationen zu vermeiden, in denen die aktive Sterbehilfe als einziger Ausweg erscheint, wie z. B. die Überforderung pflegender Angehöriger oder der ärztliche Rückzug aus der medizinischen Betreuung wegen aussichtsloser Prognose. Hierzu ist wiederum ein intensiver und offener Austausch innerhalb des multiprofessionellen und auch aus ehrenamtlichen Helfern bestehenden Teams sowie mit den Angehörigen nötig – auch über eigene Probleme im Umgang mit Sterbenden.

Literatur

Müller-Busch et al. 2004; Student et al. 2004

Fazit

8

Die Praxis der Sterbehilfe ist nicht frei von ethischen und rechtlichen Konflikten. Die Entwicklungen der modernen Medizin haben trotz aller positiven Effekte auch eine neue Herausforderung geschaffen: Es überleben viele Menschen, die noch vor einigen Jahrzehnten infolge ihrer Erkrankung gestorben wären. Doch die gewonnene Lebenszeit geht häufig mit Einschränkungen einher, die teils von den betroffenen Personen selbst und teils von anderen als äußerst belastend empfunden werden. Das Sterben kann durch die Intensivmedizin zwar hinausgezögert werden, doch wo ursprünglich Heilung das Ziel war, stellt sich nun die Frage, ob und wann das Sterben zugelassen werden soll. In der Beurteilung dieser veränderten Realität wird durch den Wertepluralismus eine eindeutige Orientierungshilfe, die einen gesellschaftlichen Konsens widerspiegeln würde, nicht mehr angeboten.

Die in den letzten Jahren entstandenen berufsständischen Leitlinien haben, verbunden mit der Rechtsprechung, zwar zu einer Verdeutlichung der Verfahrensweise beigetragen und vielleicht einen gewissen Rechtsfrieden erreicht, doch die ethischen Probleme sind nach wie vor existent. Ob es ein Recht auf einen „selbstbestimmten Tod" geben kann, wodurch das menschliche Leben seinen Wert erhält, was Würde ausmacht, ob die Autonomie einzelner mitunter zu Gunsten des Schutzes aller verletzt werden dürfe und wer für all das die Normen festlegt – das alles sind nach wie vor offene Fragen. Und vermutlich wird es auf diese Fragen auch keine abschließende Antwort geben. Jeder Tod ist einzigartig und das Sterben nicht „normierbar". Daher liegt es in der Natur der Sache, dass es eine für alle zufriedenstellende Lösung nicht geben kann. Auch die zu erwartende rechtliche Verankerung der Patientenverfügung wird hierzu wenig beitragen können.

Alles, was im Zusammenhang mit einer Einschätzung vom Leben biologisch, philosophisch, juristisch und theologisch gesagt wird, ist nicht Ausdruck einer absoluten Wahrheit, sondern bleibt *subjektives Be-kenntnis* und ist deswegen mit besonders kritischer Aufmerksamkeit zu betrachten. Altern, die damit verbundenen körperlichen Veränderun-gen, das Angewiesensein auf die Hilfe anderer und das Sterben sind – manchmal schmerzhafte – Bestandteile des Lebens. Zu ihnen gehören auch das Abschiednehmen und der Verlust. Mit Palliativmedizin und -pflege gibt es mittlerweile erfolgreiche Konzepte und Mittel, um belas-tende Symptome weitgehend zu kontrollieren und den Angehörigen Unterstützung zu geben. Eine im Sinne der „ars moriendi" – der Kunst zu sterben – neu definierte Sterbekultur könnte dazu beitragen, dass die letzte Lebensphase nicht zwangsläufig von medizinischer und pflege-rischer Routine fremdbestimmt erlebt werden muss, sondern Raum bietet für individuelles Gestalten und Durchleben.

Anhang

Glossar

aktive Sterbehilfe: medizinische Maßnahmen bei Schwerkranken oder Sterbenden, die den Tod vorzeitig herbeiführen sollen

Beihilfe zur Selbsttötung: Einem Schwerkranken wird auf dessen ausdrücklichen Wunsch die Möglichkeit gegeben, sich selbst das Leben zu nehmen.

Betreuungsverfügung: für das Vormundschaftsgericht bestimmte, verbindliche Benennung einer dritten Person, die beim Eintritt der Betreuungsbedürftigkeit vom Vormundschaftsgericht als Betreuer zu bestellen ist

zerebral: das Gehirn betreffend

Hospiz: von einer Klinik unabhängige eigenständige Einrichtung mit eigener Organisationsstruktur zur Betreuung von sterbenden und trauernden Menschen (Angehörige)

Indikation: Grund für eine medizinische Maßnahme

Indirekte Sterbehilfe: Maßnahmen bei Schwerkranken oder Sterbenden, die Leid mindern sollen und bei denen als unbeabsichtigte Nebenwirkung der Eintritt des Todes beschleunigt wird.

Informed Consent: Einwilligung des Patienten in einen medizinischen Eingriff nach erfolgter Aufklärung

Palliativmedizin/Palliative Care: medizinische und pflegerische Maßnahmen, die nur gegen die Symptome und nicht gegen die Ursachen einer Erkrankung wirken

passive Sterbehilfe: das Einstellen oder Nichtaufnehmen von lebenserhaltenden medizinischen Maßnahmen bei Schwerkranken oder Sterbenden

Paternalismus: Medizinische Entscheidungen werden vom Arzt und weitestgehend ohne Einbeziehung des Patienten getroffen.

Patientenverfügung: schriftliche oder mündliche Willensbekundung des einwilligungsfähigen Verfügenden über dessen Behandlungswünsche in medizinischen Fragen

Reanimation: Wiederbelebung

Sedierung am Lebensende: Maßnahme, die das Bewusstsein eines Schwerkranken oder Sterbenden durch die Gabe von Medikamenten teilweise oder vollständig ausschaltet, um so anders nicht beherrschbaren Zuständen (z. B. Schmerzen, Unruhe) zu begegnen

Tötung auf Verlangen: Tötung eines Schwerkranken auf dessen ausdrücklichen Wunsch durch eine dritte Person

Vorsorgevollmacht: in einer Notfallsituation sofort wirksame Vollmacht, die sich auch auf persönliche Angelegenheiten und somit auf gesundheitliche Entscheidungen bezieht

Literatur

Gesetze, Gesetzesentwürfe

Bürgerliches Gesetzbuch (BGB)
Grundgesetz (GG)
Strafgesetzbuch (StGB)
Strafgesetzbuch (Schweiz) (StGB-Schweiz)

Gesetzentwurf der Abgeordneten Joachim Stünker, Michael Kauch, Dr. Lukrezia Jochimsen, Jerzy Montag u. a. – Entwurf eines 3. Gesetzes zur Änderung des Betreuungsrechts. In: www.spdfraktion.de/cnt/rs/rs_datei/0,,8462,00.pdf, 27.07.2007
Gesetzentwurf der Abgeordneten Wolfgang Bosbach, René Röspel, Josef Winkler, Otto Fricke u. a. – Entwurf eines Gesetzes zur Verankerung der Patientenverfügung im Betreuungsrecht (Patientenverfügungsgesetz – PatVerfG). In: www.rene-roespel.de/Patientenverfuegung.pdf, 27.07.2007
Gesetzentwurf der Abgeordneten Wolfgang Zöller, Dr. Hans Georg Faust u. a. – Entwurf eines Gesetzes zur Klarstellung der Verbindlichkeit von Patientenverfügungen (Patientenverfügungsverbindlichkeitsgesetz – PVVG). In: www.wolfgang-zoeller.de/upload/CY61b735f9X113480594d5X101/2101282 730_Gesetzentwurf_Patientenverfuegung.pdf, 27.07.2007

Rechtsprechung / Gerichtsurteile

BGH, Beschluss vom 8.6.2005 – XII ZR 177/03. In: Neue Juristische Wochenschrift 33 (2005), 2385 2386
–, Beschluss vom 17.3.2003 – XII ZB 2/03. In: Neue Juristische Wochenschrift 22 (2003), 1588–1594
–, Urteil vom 13.9.1994 – 1 StR 357/94. In: Neue Juristische Wochenschrift 3 (1995), 204–207
–, Urteil vom 5.12.1958 – VI ZR 266/57. In: Neue Juristische Wochenschrift 18 (1959), 811
OLG München, Urteil vom 13.2.2003 – 3 U 5090/02. In: Neue Juristische Wochenschrift 24 (2003), 1743–1745
–, Beschluss vom 31.7.1987 – 1 WS 23/87. In: Neue Juristische Wochenschrift 40 (1987), 2940–2946

Bücher, Aufsätze, Artikel, Broschüren

Ankermann, E. (2004): Sterben zulassen. Selbstbestimmung und ärztliche Hilfe am Ende des Lebens. Ernst Reinhardt, München

Baer-Henney, J. (2002): Recht auf Selbstbestimmung im Gesundheitswesen. In: Bartmann, P., Hübner, I. (Hrsg.): Patientenselbstbestimmung, Paradigmenwechsel und Herausforderung im Gesundheitswesen. Neukirchener Verlagshaus, Neukirchen-Vluyn, 85–106

Baider, L. (2006): Auswirkungen terminaler Krankheit auf die Angehörigen. In: Koch, U. et al. (Hrsg.), 192–201

Bakus, S. (2004): Die Rolle der Seelsorge in der Begleitung von Familien mit schwer kranken oder sterbenden Kindern. In: Lilie, U., Zwierlein, E. (Hrsg.), 283–294

Balck, F., Kischgens, A., Tchitchekian, G., Berth, H. (2006): Hilfebedarf und Unterstützungsmöglichkeiten für Angehörige. In: Koch, U. et al. (Hrsg.), 183–191

Bärfuss, L. (2007): Alices Reise in die Schweiz/Die Probe/Amygdala. Walstein, Göttingen

Bauer, A. W. (2007): Das Klinische Ethik-Komitee (KEK) im Spannungsfeld zwischen Krankenhaus-Zertifizierung, Moralpragmatik und wissenschaftlichem Anspruch. In: Wiener Medizinische Wochenschrift 157 (2007), 201–209

– **(2006):** Autonomie am Lebensende. Realität, Ideal, Illusion? In: Universitas 61 (2006), 115–131

– **(2001):** Therapiebegrenzung und Therapieabbruch. Ein ethisches und juristisches Dilemma in der Intensivmedizin. In: Zeitschrift für medizinische Ethik 47 (2001), 139–151

Benzenhöfer, U. (1999): Der gute Tod? Euthanasie und Sterbehilfe in Geschichte und Gegenwart. Beck, München

Bickhardt, J. (2005): Wer entscheidet wie? Entscheidungen im Spannungsfeld zwischen Patientenautonomie und ärztlicher Fürsorge. In: Meier, C., Borasio, G. D., Kutzer, K. (Hrsg.), 120–134

Binding, K., Hoche, A. (1920): Die Freigabe der Vernichtung lebensunwerten Lebens. Ihr Maß und ihre Form. Meiner, Leipzig

Birnbacher, D. (1995): Tun und Unterlassen. Reclam, Stuttgart

Böke, H. (2007): Ängste und Gefühle „im Angesicht des Todes". In: Göring-Eckardt, K. (Hrsg.), 163–170

Borasio, G. D. (2005): Selbstbestimmung im Dialog. Die Beratung über Patientenverfügungen als Ausdruck ärztlicher Fürsorge. In: Meier, C., Borasio, G. D., Kutzer, K. (Hrsg.), 148–159

–, **Putz, W., Eisenmenger, W. (2003):** Verbindlichkeit von Patientenverfügungen gestärkt. Vormundschaftsgericht soll in Konfliktlagen entscheiden. In: Deutsches Ärzteblatt 100 (2003), A-2062–A-2065

Bormann, F.-J. (2002): Ein natürlicher Tod – was ist das? Ethische Überlegungen zur aktiven Sterbehilfe. In: Zeitschrift für medizinische Ethik 48 (2002), 29–38

Bosshard, G., de Stoutz, N., Bär, W. (2006): Eine gesetzliche Regulierung des Umgangs mit Opiaten und Sedativa bei medizinischen Entscheidungen am Lebensende? In: Ethik in der Medizin 18 (2006), 120–132

Brose, J. (2001): Aufgabenteilung im Gesundheitswesen. Horizontale und vertikale Arbeitsteilung auf klinischer und präklinischer Ebene. In: Roxin, C., Schroth, U. (Hrsg.), 51–86

Brysch, E. (2007): Geschäftsführender Vorstand der Deutschen Hospiz Stiftung, zum Entwurf eines „Gesetzes zur Verankerung der Patientenverfügung im Betreuungsrecht" (Entwurf Bosbach, Röspel, Winkler, Fricke) vom 26.03.2007. In: www.hospize.de/docs/stellungnahme_bosbach.pdf, 15.08.2007

Buiting, H. M. (1998): Patientenverfügung, Betreuungsverfügung, Vorsorgevollmacht. Eine Handreichung für Ärzte und Pflegende. Göttingen

Bundesärztekammer (2007): Empfehlungen der Bundesärztekammer und der Zentralen Ethikkommission bei der Bundesärztekammer zum Umgang mit Vorsorgevollmacht und Patientenverfügung in der ärztlichen Praxis. In: Deutsches Ärzteblatt 13 (2007), A-891–A-896

– **(2006a):** (Muster-)Berufsordnung für die deutschen Ärztinnen und Ärzte. In: www.bundesaerztekammer.de/page.asp?his=1.100.1143 (letzter Zugriff: 25.1.2008)

– **(2006b):** Stellungnahme der Zentralen Kommission zur Wahrung ethischer Grundsätze in der Medizin und ihren Grenzgebieten (Zentrale Ethikkommission) bei der Bundesärztekammer zur Ethikberatung in der klinischen Medizin. In: Deutsches Ärzteblatt 103 (2006), A-1703–A-1707

– **(2004):** Grundsätze der Bundesärztekammer zur ärztlichen Sterbebegleitung. In: Deutsches Ärzteblatt 101 (2004), C-1040–C-1041

– **(Hrsg.) (1999):** „Medizin und Gesellschaft – Bundesärztekammer im Gespräch". Ärztliche Sterbebegleitung. Symposium der Bundesärztekammer, 15. Januar 1998, Königswinter (Hans Neuffer Stiftung, Schriftenreihe, Bd. 12). Deutscher Ärzte-Verlag, Köln

– **(1998):** Grundsätze der Bundesärztekammer zur ärztlichen Sterbebegleitung. In: Deutsches Ärzteblatt 95 (1998), A-2366–A-2367

– **(1993):** Richtlinien der Bundesärztekammer für die ärztliche Sterbebegleitung. In: Deutsches Ärzteblatt 90 (1993), B-1791–B-1792

– **(1979):** Richtlinien für die Sterbehilfe. In: Deutsches Ärzteblatt 14 (1979), 957–960

Bundesministerium der Justiz (Hrsg.) (2006): Patientenverfügung. Leiden, Krankheit, Sterben. Wie bestimme ich, was medizinisch unternommen werden soll, wenn ich entscheidungsunfähig bin?, Köln. In: www.bmj.bund.de bzw.http://www.bmj.bund.de/files/-/1512/Patvfg._160108.pdf (letzter Zugriff: 25.1.2008)

Cierpka, M., Krebeck, S., Retzlaff, R. (2001): Arzt, Patient und Familie. Klett-Cotta, Stuttgart

Coeppicus, R. (2006): Sterbehilfe, Patientenverfügung und Vorsorgevollmacht. Verbindlichkeit, Muster, Umsetzung. Ein Ratgeber für Rechtssicherheit am Lebensende. Klartext, Essen

Damm, R. (2002): Imperfekte Autonomie und Neopaternalismus. Medizinrechtliche Probleme der Selbstbestimmung in der modernen Medizin. In: Medizinrecht 8 (2002), 375–387

Deliens, L., Mortier, F., Bilsen, J., Cosyns, M., Stichele, R. V., Vanoverloop, J.,

Ingels, K. (2000): End-of-life decisions in medical practice in Flanders, Belgium: a nationwide survey. In: The Lancet 356 (2000), 1806–1811

Dettmeyer, R. (2001): Medizin und Recht für Ärzte. Grundlagen – Fallbeispiele. Medizinrechtliche Fragen. Springer, Berlin

Deutsch, E. (1997): Medizinrecht. Arztrecht, Arzneirecht und Medizinprodukterecht. Eine zusammenfassende Darstellung mit Fallbeispielen und Texten. Springer, Berlin

Deutsche Bischofskonferenz/Rat der Evangelischen Kirche in Deutschland in Verbindung mit den weiteren Mitglieds- und Gastkirchen der Arbeitsgemeinschaft Christlicher Kirchen in Deutschland (Hrsg.) (o. J.): Christliche Patientenverfügung mit Vorsorgevollmacht und Betreuungsverfügung. Handreichung und Formular. In: www.ekd.de, www.dbk.de bzw. http://www.ekd. de/download/patientenverfuegung_formular.pdf (letzter Zugriff: 25.1.2008)

Deutsche Hospizstiftung (Hrsg.) (o. J.): 12 Fragen zur Prüfung von Vorsorgedokumenten. o. O.

Deutscher Bundestag (2007): Plenarprotokoll 16/91. Deutscher Bundestag, Stenographischer Bericht, 91. Sitzung. Berlin, Donnerstag, den 29 März 2007. In: dip. bundestag.de/btp/16/16091.pdf (letzter Zugriff: 25.1.2008)

Deutscher Juristentag (2006): Beschlüsse des 66. Deutschen Juristentages Stuttgart, 19. bis 22. September, C. Abteilung Strafrecht, Thema: Patientenautonomie und Strafrecht bei der Sterbebegleitung. Beck, München

DGHS – Deutsche Gesellschaft für humanes Sterben (2004): Rechtspolitische Leitsätze der DGHS zu Patientenverfügungen und Sterbehilfe. In: Humanes Leben – Humanes Sterben 2 (2004), 42–45

Dichgans, J. (2000): Der Arzt und die Wahrheit am Krankenbett. In: Wiesing, U. (Hrsg.), 89–90

„Die letzte Meldung: ‚Nicht wiederbeleben'". In: Der Tagesspiegel, 20.05.2006

Dörner, K. (2002): Tödliches Mitleid. Zur sozialen Frage der Unerträglichkeit des Lebens. Paranus, Neumünster

– (2001): Der gute Arzt. Lehrbuch der ärztlichen Grundhaltung. Schattauer, Stuttgart/New York

– (2000): „Du sollst Menschenleben nicht töten!" – Zwischen aktiver und passiver Sterbehilfe. In: Medizinrecht 1 (2000), 10–16

–, **Schaefer, K.** (2001): Patientenautonomie und Patientenwünsche. Ergebnisse und ethische Reflexion von Patientenbefragungen zur selbstbestimmten Behandlung in Krisensituationen. In: Medizinrecht 1 (2001), 21–28

Emanuel, E. J., Emanuel, L. L. (2000): Vier Modelle der Arzt-Patient-Beziehung. In: Wiesing, U. (Hrsg.): Ethik in der Medizin. Reclam, Stuttgart, 85–88

–, **Battin, M. P.** (1998): What are the potential cost savings from legalizing physician-assisted suicide? In: The New England Journal of Medicine 339 (1998), 167–172

Enquete-Kommission „Recht und Ethik in der modernen Medizin" (2002): Schlussbericht (Bundesdrucksache 14/3011)

Feuerstein, G., Kuhlmann, E. (1999): Neopaternalismus und Patientenautonomie.

Das Verschwinden der ärztlichen Verantwortung? In: Feuerstein, G., Kuhlmann, E. (Hrsg.), 9–15

–, – (Hrsg.) (1999): Neo-paternalistische Medizin. Der Mythos der Selbstbestimmung im Arzt-Patient-Verhältnis. Hans Huber, Bern u. a.

Finger, C. (2004): Evaluation der Praxis der aktiven Sterbehilfe und der Hilfe bei der Selbsttötung in den Niederlanden für das Jahr 2001. In: Medizinrecht 7 (2004), 379–382

Fittkau-Tönnesmann, B. (2007): Auch Sterbebegleitung kann gelernt werden. In: Deutsches Ärzteblatt 104 (2007), C-1854

Frewer, A. (2002): Philosophisch-ethische Positionen zur Euthanasie. Sterbebegleitung und „guter Tod" in der Geschichte. Palm & Enke, Erlangen/Jena

Fuchs, W. (1969): Todesbilder in der modernen Gesellschaft. Suhrkamp, Frankfurt a. M.

Gaul, C.: Reform der Pflegeversicherung kommt. In: www.bundesregierung.de/nn_774/Content/DE/Artikel/2007/06/2007-06-19-reform-pflegeversicherung.html, 30.07.2007

– (2002): Kann Autonomie „fremdvertreten" werden? Philosophische, medizinische und juristische Überlegungen zur Einstellung lebenserhaltender Therapie bei Schwerkranken unter Wahrung der Autonomie der Betroffenen. In: Ethik in der Medizin 14 (2002), 160–169

Gesang, B. (2001): Aktive und passive Sterbehilfe. Zur Rehabilitation einer stark kritisierten deskriptiven Unterscheidung. In: Ethik in der Medizin 13 (2001), 161–175

Giese, C., Koch, C., Siewert, D. (2006): Pflege und Sterbehilfe. Zur Problematik eines (un-)erwünschten Diskurses. Mabuse, Frankfurt a. M.

Göring-Eckardt, K. (Hrsg.) (2007): Würdig leben bis zuletzt. Sterbehilfe – Hilfe beim Sterben – Sterbebegleitung – Eine Streitschrift. Gütersloher Verlagshaus, Gütersloh

Grill, B. (2005): „Ich will nur fröhliche Musik". In: Die Zeit, Nr. 50, 08.12.2005

Hamburger Ärztekammer (o. J.): Patientenverfügung. o. O. In: www.aerztekammer-hamburg.de, http://www.aerztekammer-hamburg.de/patienten/patientenverfueg.htm (letzter Zugriff: 25.1.2008)

Hefty, G. P. (2007): Zwischen Leben und Tod. Die Debatte über die Patientenverfügung hinterlässt einen atomisierten Bundestag. In: Frankfurter Allgemeine Zeitung, 30.03.2007, 1

Heubel, F. (2007): Lebt der Mensch vom Brot allein? In: Ethik in der Medizin 1 (2007), 55–56

Hibbeler, B. (2007): Palliativmedizin im Studium. Berührungsängste abbauen. In: Deutsches Ärzteblatt 104 (2007), A-2036–A-2037

Holthaus, G. (2000): Die Pflege von Hirntoten aus der Sicht eines Intensivpflegers. In: Ethik in der Medizin 12 (2000), 247–256

HVD – Humanistischer Verband Deutschlands (Hrsg.) (o. J.): Standards zu Patientenverfügungen. 10-Punkte-Leitfaden zur Prüfung für Laien, Ärzte, Betreuer u. a. O. O.

in der Schmitten, J. (1998): Die Entscheidung zur Herz-Lungen-Wiederbelebung. Studie im deutsch-amerikanischen Vergleich. Peter Lang, Frankfurt a. M.

– (1999): Die Patienten-Vorausverfügung. Handlungsverbindlicher Ausdruck des Patientenwillens oder Autonomie-Placebo? In: Feuerstein, G., Kuhlmann, E. (Hrsg.), 131–151

Jacobi, T., May, A. T., Kielstein, R., Bienwald, W. (Hrsg.) (2002): Ratgeber Patientenverfügung. Vorgedacht oder selbstverfasst? (Reihe Ethik in der Praxis/Practical Ethics, Materialien/Documentation, Bd. 2, hrsg. v. Sass, H.-M.). LIT, Münster

Jepsen, M. (2005): Würdig sterben heißt, nicht allein zu sterben. In: Hamburger Abendblatt, 07.10.2005, 15

Jochemsen, H. (2004): Sterbehilfe in den Niederlanden. In: Beckmann, R., Löhr, M., Schätzle, J. (Hrsg.), 235–249

Johannsen, C. (2004): Sterbebegleitung in der Kinderabteilung eines Akutkrankenhauses. In: Lilie, U., Zwierlein, E. (Hrsg.), 278–282

Kähler, C. (2007): Eine Positionsbestimmung zum Thema „Sterbehilfe – Hilfe beim Sterben – Sterbebegleitung" aus kirchlicher Sicht. In: Göring-Eckardt, K. (Hrsg.), 115–127

Karaus, M. (2007): Lebenserhaltende Maßnahmen beenden? Unsicherheiten in der klinischen Praxis. In: Ueberschär, E., Charbonnier, R. (Hrsg.): Lebensverlängernde Maßnahmen beenden? Gesetzeslage, Rechtsprechung, medizinische Praxis (Loccumer Protokolle, Bd. 72/05). Rehburg-Loccum, 17–27

Kipke, R. (2004): Sterbehilfe in Belgien. In: Beckmann, R., Löhr, M., Schätzle, J. (Hrsg.), 251–258

Klaschik, E., Ostgathe, C. (2004): **Palliativmedizin – aktive Lebenshilfe. In:** Beckmann, R., Löhr, M., Schätzle, J. (Hrsg.), 73–82

Klie, T., Student, C. (26. März 2007): Freiburger Appell: Cave Patientenverfügung!, Freiburg. In: christoph-student.homepage.t-online.de/42853.html (letzter Zugriff: 25.1.2008)

–, – (2001): Die Patientenverfügung. Herder Spektrum, Freiburg i. Br.

Klinkhammer, G. (2007): „Ohne Dialog gibt es keine guten Entscheidungen." Interview mit Prof. Dr. med. Gian Domenico Borasio. In: Deutsches Ärzteblatt 104 (2007), A-224–A-226

– (2004): Sterbehilfe, Euthanasie und Sterbebegleitung. Eine steigende Dunkelziffer. In: Deutsches Ärzteblatt 101 (2004), A-2360–A-2362

–, Zylka-Menhorn, V., Stüwe, H. (2007): „Die Palliativmedizin gehört zum Aufgabenbereich des Arztes". Interview mit Prof. Dr. med. Dr. h. c. Jörg-Dietrich Hoppe. In: Deutsches Ärzteblatt 104 (2007), A-1547–A-1550

Koch, U., Lang, K., Mehnert, A., Schmeling-Kludas, C. (Hrsg.) (2006): Die Begleitung schwer kranker und sterbender Menschen. Grundlagen und Anwendungshilfen für Berufsgruppen in der Palliativversorgung. Schattauer, Stuttgart/New York

Kodalle, K.-M. (Hrsg.) (2003): Das Recht auf Sterben in Würde. Eine aktuelle Herausforderung in historischer und systematischer Perspektive (Kritisches Jahrbuch der Philosophie, Beiheft 4). Königshausen & Neumann, Würzburg

Köhler, N., van Oorschot, B. (2007): Probleme der Arzt-Patient-Beziehung in der Palliativsituation. Fallbeispiel einer Tumorpatientin. In: van Oorschot, B., Anselm, R. (Hrsg.), 44–54

Küchler, E. (1692): De cura palliativa. Praes. Heinrich Christoph Alberti. Erfurt

Kuhlmann, B. (2004): Die Beziehung zwischen Angehörigen und Pflegenden auf Intensivstationen. In: Pflege 17 (2004), 145–154

Lang, K. (2006): Auswirkung der Arbeit mit Schwerkranken und Sterbenden auf professionelle und ehrenamtliche Helfer – zwischen Belastung und Bereicherung. In: Koch, U. et al. (Hrsg.), 237–255

Lilie, U. (2004): Zur Implementierung der Hospizidee in Krankenhäusern und Einrichtungen der Altenhilfe. In: Lilie, U., Zwierlein, E. (Hrsg.), 45–49

–, Zwierlein, E. (Hrsg.) (2004): Handbuch integrierte Sterbebegleitung. Gütersloher Verlagshaus, Gütersloh

Link, O. (2006): In Würde Sterben. In: Stern, Nr. 48, 28–48

Lynn, J. (1991): Why I don´t have a living will. In: Law, medicine & health 19 (1991), 101–104

Mehnert, A., Chochinov, H. M. (2006): Würde aus der Perspektive todkranker und sterbender Patienten. In: Koch, U. et al. (Hrsg.), 53–64

Meier, C., Borasio, G. D., Kutzer, K. (2005): Patientenverfügung. Ausdruck der Selbstbestimmung – Auftrag zur Fürsorge (Münchner Reihe Palliative Care. Palliativmedizin – Palliativpflege – Hospizarbeit, Bd. 1). Kohlhammer, Stuttgart

„Mein Wille geschehe. Patientenverfügung". In: FinanzTest 9 (2006), 12–15

Müller-Busch, C., Klaschik, E., Woskanjan, S. (2004): Eine Alternative zur aktiven Euthanasie. Eine Umfrage der Deutschen Gesellschaft für Palliativmedizin zu verschiedenen Formen der Sterbehilfe. In: Deutsches Ärzteblatt 101 (2004), C-869–C-870

Murillo, M., Kissane, D., Mehnert, A. (2006): Psychische Belastungen, ihre Verarbeitung und psychologische Unterstützungsmöglichkeiten bei Patienten mit terminalen Erkrankungen. In: Koch, U. et al. (Hrsg.), 64–78

Nationaler Ethikrat (Hrsg.) (2006): Selbstbestimmung und Fürsorge am Lebensende. Stellungsnahme. Berlin

Neitzke, G., Frewer, A. (2005): Beratung in Krisensituationen und Klinische Ethik-Komitees. Zum Umgang mit moralischen Problemen in der Patientenversorgung. In: Frewer, A., Winau, R. (Hrsg.): Ethische Probleme in Lebenskrisen. Palm & Enke, Erlangen/Jena, 167–187

–, – (2004): Sedierung als Sterbehilfe? Zur medizinischen Kultur am Lebensende. In: Ethik in der Medizin 16 (2004), 323–333

Nolte, R., Benz, G., du Bois, G., Frank, C., Perl, F., Spatz-Zoellner, E., Stutte, H. (2004): Legalisierung aktiver Sterbehilfe auch in Deutschland? In: Deutsches Ärzteblatt 101 (2004), C-333

Oduncu, F. S. (2007): In Würde Sterben. Medizinische, ethische und rechtliche Aspekte der Sterbehilfe, Sterbebegleitung und Patientenverfügung. Vandenhoeck & Ruprecht, Göttingen

– (2003): Geringe Lebensqualität. Die finstere Praxis der Sterbehilfe in Holland – bis hin zum Mord. In: Süddeutsche Zeitung, 17.07.2003, 11

–, Eisenmenger, W. (2002): Euthanasie – Sterbehilfe – Sterbebegleitung. Eine kritische Bestandsaufnahme im internationalen Vergleich. In: Medizinrecht 7 (2002), 327–337

Ontwuteaka-Philipsen, B. D., van der Heide, A., Koper, D., Keij-Deerenberg, I., Rietjens, J. A. C., Rurup, M. L., Vrakking, A. M., Georges, J. J., Muller, M. T., van der Wal, G., van der Maas, P. J. (2003): Euthanasia and other end-of-life decisions in the Netherlands in 1990, 1995, and 2003. In: The Lancet 362 (2003), 395–399

Otto, H. (2006): Patientenautonomie und Strafrecht bei der Sterbebegleitung. In: Neue Juristische Wochenschrift 31 (2006), 2217–2222

– (1986): Recht auf den eigenen Tod? Strafrecht im Spannungsverhältnis zwischen Lebenserhaltungspflicht und Selbstbestimmung. Gutachten D zum 56. Deutschen Juristentag. C. H. Beck, Berlin

„Patientenverfügungen für den Notfall. Den Ärzten Schranken setzen". SPIEGEL ONLINE. (29.08.2006)

Pohlmann, M. (2006): Die Pflegenden-Patienten-Beziehung. Ergebnisse einer Untersuchung zur Beziehung zwischen Patienten und beruflich Pflegenden im Krankenhaus. In: Pflege 19 (2006), 156–162

Pöltner, G. (2002): Grundkurs Medizin-Ethik. Facultas, Wien

Puhlmann, K., Falckenberg, M. (2006): Sterbebegleitung und Qualitätssicherung – ein unauflösbarer Widerspruch? Dokumentation, Ausbildung und Forschung in der Palliativ- und Hospizarbeit. In: Koch, U. et al. (Hrsg.), 256–268

Redmann, J. (2006): Ich will selbstbestimmt und in Würde sterben. In: Hamburger Abendblatt, 30.09.2006, 3

Rehbock, T. (2005): Achtung der Autonomie gegenüber „nicht-einwilligungsfähigen" Patienten? – Zur ethischen Problematik von Patientenverfügungen. In: Pflege 18 (2005), 381–388

Roelcke, V. (2001): Kulturen des Todes. Beobachtungen und Theorieansätze aus Ethnologie und Ethnomedizin. In: Schlich, T., Wiesemann, C. (Hrsg.): Hirntod. Zur Kulturgeschichte der Todesfeststellung. Suhrkamp, Frankfurt a. M., 66–81

Römelt, J. (2002): Autonomie und Sterben. Reicht eine Ethik der Selbstbestimmung zur Humanisierung des Todes? In: Zeitschrift für medizinische Ethik 48 (2002), 3–14

Roxin, C. (2001): Zur strafrechtlichen Beurteilung der Sterbehilfe. In: Roxin, C., Schroth, U. (Hrsg.), 93–119

–, Schroth, U. (Hrsg.) (2001): Medizinstrafrecht. Im Spannungsfeld von Medizin, Ethik und Strafrecht. Richard Boorberg, Stuttgart u. a.

Roy, D., Eibach, U., Röhrich, B., Nicklas-Faust, J., Schaefer, K. (2002): Wie denken eigentlich Patienten über Patientenverfügungen? Ergebnisse einer prospektiven Studie. In: Zeitschrift für medizinische Ethik 48 (2002), 71–83

Ruß, H. G. (2002): Aktive Sterbehilfe: Ungereimtheiten in der Euthanasie-Debatte. In: Ethik in der Medizin 14 (2002), 11–19

Sabatowski, R., Nauck, F. (2006): Palliativmedizinische Institutionen und Organisationsformen. In: Koch, U. et al. (Hrsg.), 223–236

Sahm, S. (2007): Stategien gegen Übertherapie. In: Frankfurter Allgemeine Zeitung, 27.03.2007, 38

– **(2006):** Sterbebegleitung und Patientenverfügung. Ärztliches Handeln an den Grenzen von Ethik und Recht. Campus, Frankfurt a. M./New York

SAMW – Schweizerische Akademie der Medizinischen Wissenschaften (2004): Betreuung von Patienten am Lebensende. Medizinisch-ethische Richtlinien der SAMW (1. Publikation zur Vernehmlassung; die deutsche Fassung ist die Stammversion). In: Schweizerische Ärztezeitung 6 (2004), 288–291

Sass, H.-M., Kielstein, R. (2003): Patientenverfügung und Betreuungsvollmacht. 2. Auflage (Ethik in der Praxis, Bd. 2). LIT, Münster u. a.

Sauter, D. (2003): Patiententötungen durch Pflegekräfte. In: Wiesemann, C., Erichsen, N., Behrendt, H., Biller-Adorno, N., Frewer, A. (Hrsg.): Pflege und Ethik. Leitfaden für Wissenschaft und Praxis. Kohlhammer, Stuttgart, 122–138

Scheibler, F. (2004): Shared Decision-Making. Von der Compliance zur partnerschaftlichen Entscheidungsfindung. Hans Huber, Bern

Schellong, S. (1990): Künstliche Beatmung. Strukturgeschichte eines ethischen Dilemmas. – Dokumentation der Jahresversammlung des Arbeitskreises Medizinischer Ethik-Kommissionen in der Bundesrepublik Deutschland einschließlich Berlin/West, Köln 1989 (Medizin-Ethik. Jahrbuch des Arbeitskreises Medizinischer Ethik-Kommissionen in der Bundesrepublik Deutschland einschließlich Berlin [West], Bd. 2, hrsg. v. Toellner, R., Losse, H., Osterwald, G., Doppelfeld, E.). Fischer, Stuttgart

Schmiedebach, H.-P. (1998): „… Kein Platz für halbe, Viertels- und Achtels-Kräfte." Historische Anmerkungen zur „Euthanasie-Debatte". In: Kolb, S., Seithe, H. (Hrsg.): Medizin und Gewissen. 50 Jahre nach dem Nürnberger Ärzteprozess. Mabuse, Frankfurt a. M., 39–51

–, **Woellert, K. (2006):** Sterbehilfe, Patientenautonomie und Palliativmedizin. In: Bundesgesundheitsblatt, Gesundheitsforschung, Gesundheitsschutz 11 (2006), 1132–1141

Schneider, J. (2007): Abgeordnete suchen Antwort auf die letzten Fragen. In: Süddeutsche Zeitung, 30.03.2007, 6

Schwarzenegger, C. (2007): Das Mittel zur Suizidbeihilfe und das Recht auf den eigenen Tod. In: Schweizerische Ärztezeitung 88 (2007), 1–9

Simon, A. (2005): Die Bedeutung von und der Umgang mit Patientenverfügungen in der Praxis. Ergebnisse von Befragungen mit Interpretation. In: Meier, C., Borasio, G. D., Kutzer, K. (Hrsg.), 8–19

Sohn, W., Zenz, M. (Hrsg.) (2001): Euthanasia in Europe. National laws, medical guidelines, ethical aspects. Schattauer, Stuttgart

Spittler, J. F. (2002): Kommentar I zur Problematik des mutmaßlichen Willens am Lebensende (Fall und Kommentare). In: Ethik in der Medizin 14 (2002), 30–31

Steinbach, K., Schweitzer, S. (2007): Die Versorgung Sterbender aus Hausärzte-sicht. Mitbestimmung und Kommunikation am Lebensende. In: van Oorschot, B., Anselm, R. (Hrsg.), 121–131

Steinkamp, N., Gordijn, B. (2003): Ethik in der Klinik – ein Arbeitsbuch. Zwischen Leitbild und Stationsalltag. Luchterhand, Neuwied

Stolberg, M. (2007): Cura palliativa – Begriff und Diskussion der palliativen Krank-heitsbehandlung in der vormodernen Medizin (ca. 1500–1850). In: Medizinhis-torisches Journal 42 (2007), 7–29

Student, J.-C., Mühlum, A., Student, U. (2004): Soziale Arbeit in Hospiz und Palli-ative Care. Ernst Reinhardt, München

Teising, M. (2004): Die Pflegebeziehung – Psychodynamische Überlegungen. In: Pflege 17 (2004), 312–318

Ulsenheimer, K. (2003): Arztstrafrecht in der Praxis. C. F. Müller, Heidelberg

van der Heide, A., Ontwuteaka-Philipsen, B. D., Rurup, M. L., Buiting, H. M., van Delden, J. J. M., Hanssen-de Wolf, J., Rietjens, J. A. C., Prins, C. J. M., Deeren-berg, I. M., Gevers, J. K. M., van der Maas, P. J., van der Wal, G. (2007): End-of-Life Practices in the Netherlands under the Euthanasia Act. In: The New Eng-land Journal of Medicine 19 (2007), 1958–1965

van Oorschot, B., Anselm, R. (Hrsg.) (2007): Mitgestalten am Lebensende. Han-deln und Behandeln Sterbenskranker. Vandenhoeck & Ruprecht, Göttingen

–, Leppert, K., Schweitzer, S. (2007): Kommunikationstraining für Ärzte. In: van Oorschot, B., Anselm, R. (Hrsg.), 151–163

Verrel, T. (2006): Patientenautonomie und Strafrecht bei der Sterbebegleitung. Gutachten C zum 66. Deutschen Juristentag. C. H. Beck, München

Vollmann, J. (2006): Klinische Ethikkomitees und klinische Ethikberatung im Krankenhaus. Ein Praxisleitfaden über Strukturen, Aufgaben, Modelle und Im-plementierungsschritte. Bochum

von Dewitz, C., Kirchner, M. (2005): Der Entwurf eines 3. Gesetzes zur Änderung des Betreuungsrechtes vom 11. November 2004 und das Grundgesetz. In: Medi-zinrecht 3 (2005), 134–143

von Harder, Y. (2004): Rechtliche Besonderheiten bei der Behandlung minderjäh-riger Patienten. In: Medizinrecht 53 (2004), 1105–1110

Weber, M., Stiehl, M., Reiter, J., Rittner, C. (2001): Sorgsames Abwägen der jewei-ligen Situation. Ergebnisse einer Ärztebefragung in Rheinland-Pfalz. In: Deutsches Ärzteblatt 98 (2001), A-3184–A-3188

Weltärztebund (2004): Deklaration des Weltärztebundes von Helsinki. Ethische Grundsätze für die medizinische Forschung am Menschen. Beck, o. O.

Wettreck, R. (2003): „Das ist doch mein Leben!" Selbstbestimmung, Vernetzung, Entscheidungsqualität in der letzten Lebensphase. In: Ethik in der Medizin 15 (2003), 87–96

– (2001a): „Am Bett ist alles anders" – Perspektiven professioneller Pflegeethik (Ethik in der Praxis, Kontroversen, Bd. 6, hrsg. v. Sass, H.-M.). LIT, Münster

– (2001b): Arzt sein – Mensch bleiben in der Begegnung mit dem Sterben(den). In: Hucklenbroich, P., Gelhaus, P. (Hrsg.): Tod und Sterben. Medizinische Perspektiven (Naturwissenschaft – Philosophie – Gesellschaft, Bd. 10). LIT, Münster, 117–140

Wiesing, U. (Hrsg.) (2000): Ethik in der Medizin. Ein Reader. Reclam, Stuttgart

–, **Ach, J. S. (2000):** Sterbehilfe. Einführung. In: Wiesing, U. (Hrsg.), 194–202

Zech, D., Sabatowski, R., Radbruch, L. (1994): Hospize und Palliativeinrichtungen in Deutschland. Intensive Patienten- und Angehörigenberatung. In: Deutsches Ärzteblatt 91 (1994), A-814–A-818

Zieger, A., Bavastro, P., Hermann, H., Dörner, K. (2002): Patientenverfügung. Kein „Sterben in Würde". Eine Aufwertung der Ethik der Autonomie des Einzelnen bedeutet eine Dominanz des Stärkeren über die Ethik des Schwachen. In: Deutsches Ärzteblatt 99 (2002), A-917–A-919

Zwierlein, E. (2004): Suizid und Hospiz. In: Lilie, U., Zwierlein, E. (Hrsg.), 232–236

Sachregister

Betreutes Wohnen zu Hause

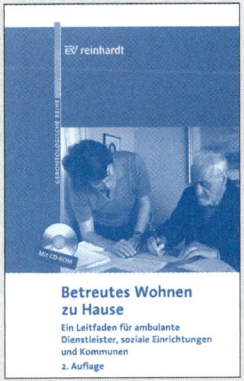

Ein Leitfaden für ambulante Dienstleister, soziale
Einrichtungen und Kommunen
Herausgegeben vom Bayer. Staatsministerium für Arbeit und
Sozialordnung, Familie und Frauen
(Reinhardts Gerontologische Reihe; 37)
2. Auflage 2007. 130 Seiten. Mit zahlr. Musterformularen,
Checklisten und CD-ROM. (978-3-497-01943-4) kt

Oft können ältere Menschen den Alltag nicht mehr
alleine bewältigen, möchten aber so lange wie möglich in den „eigenen vier Wänden" leben. Die Lösung
heißt „Betreutes Wohnen zu Hause" – ein Wohn- und
Versorgungskonzept, das in Gemeinden zunehmend
Schule macht. Dieser Leitfaden zeigt, wie man auf
Gemeindeebene Angebote zum „Betreuten Wohnen
zu Hause" planen, aufbauen und evaluieren kann.

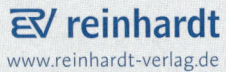

www.reinhardt-verlag.de

Ratgeber für die richtige Ernährung bei Demenz

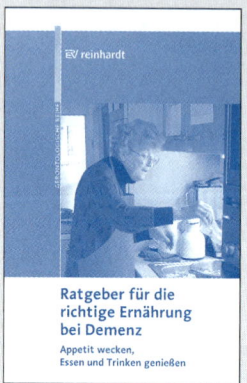

Appetit wecken, Essen und Trinken genießen
Herausgegeben vom Bayer. Staatsministerium für Arbeit und
Sozialordnung, Familie und Frauen
(Reinhardts Gerontologische Reihe; 36)
2. Auflage 2007. 125 Seiten. 6 Abb. (978-3-497-01918-2) kt

Wenn an Demenz erkrankte Menschen nicht essen und trinken, wissen Angehörige und Pflegende oft keinen Rat. Die Symptome und Gründe für das gestörte Essverhalten demenzkranker Menschen sind vielfältig. Um so wichtiger ist es für die pflegenden Angehörigen, den Demenzkranken mit viel Geduld und großem Einfühlungsvermögen das Essen und Trinken wieder „schmackhaft" zu machen.

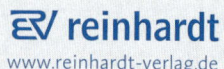

www.reinhardt-verlag.de

Virginia Bell / David Troxel
Richtig helfen bei Demenz

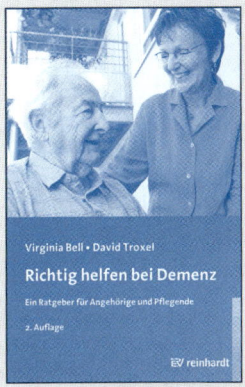

Ein Ratgeber für Angehörige und Pflegende
Aus dem Amerikanischen von Andreas Wimmer
(Reinhardts Gerontologische Reihe; 28)
2. Auflage 2007. 257 Seiten. (978-3-497-01922-9) kt

Das Buch gibt Angehörigen und Pflegenden neuen Mut: es zeigt, wie man die Lebensqualität für die Betroffenen verbessern und mit schwierigen Verhaltensweisen umgehen kann. Der Helfer lernt, wie er für den Erkrankten trotz fortschreitender Persönlichkeitsveränderung Vertrauensperson („Best Friend") wird oder bleibt, die ihm im Alltag beisteht, ihn ermutigt, Freude mit ihm teilt und der er ohne Scham sein Herz ausschütten kann. Anhand von Fallbeispielen wird gezeigt, wie man Demenz-Patienten in Phasen der Trauer, Angst oder Wut beistehen kann.

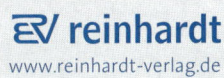

www.reinhardt-verlag.de

Virginia Bell / David Troxel
Personzentrierte Pflege bei Demenz

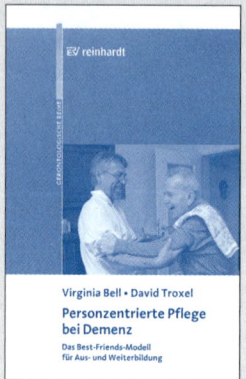

Das Best-Friends-Modell für Aus- und Weiterbildung
Aus dem Amerikanischen von Andreas Wimmer
Mit einem Geleitwort von Hans-Georg Nehen
(Reinhardts Gerontologische Reihe; 29)
2004. 307 Seiten. Mit 99 Ausbildungstools.
(978-3-497-01695-2) kt

Das Buch wendet sich an die Leiter stationärer und ambulanter Einrichtungen, leitende Pflegekräfte und Profis, die in der Fortbildung tätig sind. Gezeigt wird, wie man dem Pflegepersonal und ehrenamtlichen Helfern nicht nur Fachwissen, sondern auch Einblick in das Erleben Demenzkranker vermittelt. Ausbildungstools zum Aufwärmen, mit Lernspielen und Programmvorschlägen runden jedes Kapitel ab.

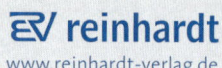

reinhardt
www.reinhardt-verlag.de

Naomi Feil / Vicki de Klerk-Rubin
Validation

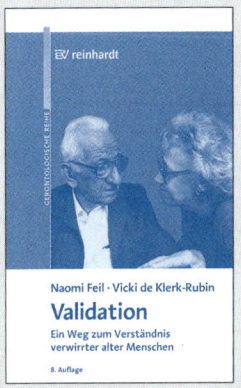

Ein Weg zum Verständnis verwirrter alter Menschen
(Reinhardts Gerontologische Reihe; 16)
8., überarb. und erw. Auflage 2005. 166 Seiten. 2 Abb. 5 Tab.
(978-3-497-01794-2) kt

Naomi Feil hat für den Umgang mit desorientierten alten Menschen die Methode der Validation entwickelt. Validation akzeptiert den Menschen so, wie er ist. Die Gefühle und die innere Erlebniswelt des verwirrten Menschen werden respektiert. Diese Menschen in ihrer eigenen Welt zu erreichen – das ist die Kunst der Validation. Das Buch ist ein unverzichtbarer Leitfaden für alle, die mit der Behandlung und Pflege desorientierter Menschen betraut sind.

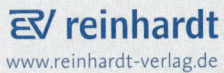
www.reinhardt-verlag.de

Naomi Feil
Validation in Anwendung und Beispielen

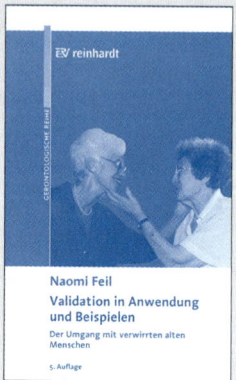

Der Umgang mit verwirrten alten Menschen
Aus dem Amerikan. übersetzt von H. Hoffer und E. Valente
(Reinhardts Gerontologische Reihe; 17)
5., aktual. Auflage 2007. 264 Seiten. (978-3-497-01914-4) kt

Naomi Feils Validationsmethode hat sich im Umgang mit desorientierten alten Menschen bewährt. Denn Validation lässt die innere Erlebniswelt des verwirrten alten Menschen gelten. Empathie und Anerkennung gehören dabei zur Grundhaltung der Pflegenden. Wie die Validation mit Hilfe verbaler und nonverbaler Kommunikationstechniken gelingen kann, zeigt das vorliegende Praxisbuch in zahlreichen Beispielen und Anwendungen. Eine Pflichtlektüre für alle, die verwirrte alte Menschen umsorgen und pflegen!

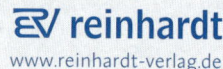

www.reinhardt-verlag.de

Erich Schützendorf
Das Recht der Alten auf Eigensinn

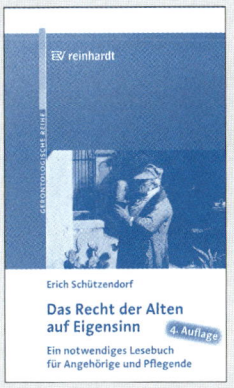

Ein notwendiges Lesebuch für Angehörige und Pflegende
(Reinhardts Gerontologische Reihe; 13)
4. Auflage 2008. 228 Seiten. (978-3-497-01662-4) kt

Ein unkonventionelles Buch erwartet seine Leser. Der
Autor eröffnet ungewohnte Sichtweisen, indem er
vertraute Reaktionsformen von Angehörigen und
Pflegenden in Frage stellt und Vorschläge für andere
Formen des Umgangs anbietet. Mit viel Verständnis
und Nachsicht für die menschlichen Schwächen beider Seiten werden Wege zu einem gelassenen und
entlastenden Umgang mit den „starrsinnigen Alten"
aufgespürt. Dabei erhebt der Autor an keiner Stelle
den Zeigefinger. In so manchen Beispielen aus der
Praxis der Altenpflege wird sich der Leser mit einem
Lächeln selbst wiedererkennen.

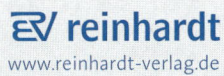

www.reinhardt-verlag.de

Johannes Kipp / Gerd Jüngling
Einführung in die praktische Gerontopsychiatrie

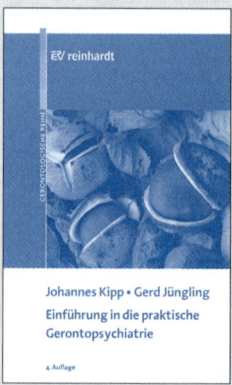

Zum verstehenden Umgang mit alten Menschen
(Reinhardts Gerontologische Reihe; 19)
4., aktualisierte Auflage 2007. 286 Seiten. 12 Abb.
(978-3-497-01852-9) kt

Die vorliegende Einführung in die praktische Geron-
topsychiatrie bietet für alle Berufsgruppen, die mit
alten psychisch kranken Menschen zu tun haben, aber
auch für Angehörige eine fundierte Grundlage. Das
Buch informiert über Diagnostik, Therapie und über
optimale Versorgungsmöglichkeiten. Zahlreiche Fallbeispiele führen die fachgerechte Umsetzung in die
Praxis vor Augen. Im Zentrum stehen dabei die zwischenmenschliche Beziehung und der „verstehende
Zugang".

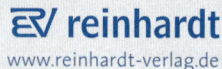

www.reinhardt-verlag.de